GUIDE PRATIQUE

POUR GUÉRIR SOI-MÊME, SANS MERCURE,

LES

MALADIES SYPHILITIQUES

LES AFFECTIONS DE LA PEAU

ET LES MALADIES PROVENANT DE L'ACRETÉ DU SANG
ET DES HUMEURS,

D'APRÈS LES CONSEILS

DU DOCTEUR GIRAUDEAU DE SAINT-GERVAIS

Médecin de la Faculté de Paris, Successeur de Boyveau-Laffecteur, ancien Membre
de l'École Pratique, Ex-Interne des Hôpitaux, Membre de la Société de Géographie, Correspondant des Sociétés Royales de Médecine de Rotterdam, Malines,
Bruxelles, etc.

———◆———

CET OUVRAGE EST TRADUIT EN ANGLAIS, EN ITALIEN ET EN ESPAGNOL.

———◆———

PARIS,

CHEZ L'AUTEUR, RUE RICHER, N° 6 BIS.

TABLE

DES CHAPITRES CONTENUS DANS CE VOLUME.

GUIDE PRATIQUE

POUR L'ÉTUDE ET LE TRAITEMENT

DES MALADIES DE LA PEAU,

par GIRAUDEAU DE SAINT-GERVAIS,

Docteur-médecin de la Faculté de Paris, ex-interne des hôpitaux, ancien membre de l'École pratique, membre de la Société de Géographie, de la Société de Statistique universelle, de la Société pour l'instruction élémentaire, etc.

Un vol. in-8° de 700 pages, avec portrait et 5 planches gravées sur acier, représentant *trente-deux* sujets coloriés. Prix : 6 francs.
Et 8 francs franco, sous bandes, par la poste.

Coup-d'œil sur les doctrines médicales ; de la peau, considérée dans sa texture anatomique ; Précis historique des maladies de la peau ; De la classification des maladies de la peau ; Base de classification de Plenck (1776) ; de Wilan (1798) ; de M. Alibert ; de l'Erysipèle, Rougeole, Scarlatine, Urticaire, Miliaire, Gales, Variole, Vaccine, Mentagre, Prurigo, Elephanthiasis des Grecs, Teinte bronzée de la peau, Albinisme et Vitiligo, Lupus. — L'auteur décrit ensuite, avec le plus grand soin, les Ulcères dartreux, variqueux, Cancers, Scrofules, Chutes des cheveux et de la barbe ; et, après avoir cité les méthodes le plus en réputation, il indique le traitement qu'on doit suivre pour guérir les Syphilides, Eruptions, Contagion syphilitique ; Formulaire ; Table analytique détaillée ; Analyses et Comptes-rendus ; Traité des maladies syphilitiques, avec planches coloriées représentant les affections de la peau.

Chez l'auteur, rue Richer, 6 bis, à Paris.

MANUEL HYGIÉNIQUE

Indiquant l'emploi du ROB de BOYVEAU LAFFECTEUR, comme dépuratif du sang,

Dans le traitement des dartres, des maladies de la peau, des affections nerveuses, et toutes celles provenant d'un principe acrimonieux du sang et des humeurs. — Brochure, 75 cent.

PRINCIPAUX CHAPITRES.

De la peau et de ses fonctions. — Classifications des maladies de la peau. — Leur traitement. — Affections chroniques. — Gale. — Teigne. — Clous. — Erysipèle. — Abcès. — Plaies. — Ulcères. — Scrofules. — Maladies des femmes. — Pertes. — Affections laiteuses. — Age critique. — Maladies des systèmes nerveux et sanguins. — Coup de sang. — Palpitations. — Goutte. — Rhumatisme. — Névralgie. — Inflammations des membranes muqueuses. — Rhumes chroniques. — Maladies de poitrine. — Catarrhes de Vessie. — Gravelle. — Inflammations des membranes séreuses. — Hydropisies. — Hydrocèles. — Observations nombreuses de guérisons, légalisées par les autorités dans les départements. — Observations tirées des Ouvrages de BOYVEAU-LAFFECTEUR. — Nouvelles guérisons par le *Rob-Boyveau*, recueillies dans la pratique du Docteur GIRAUDEAU, depuis 1842 jusqu'en mars 1847.

Typog. Bénard et Comp., pass. du Caire, 2.

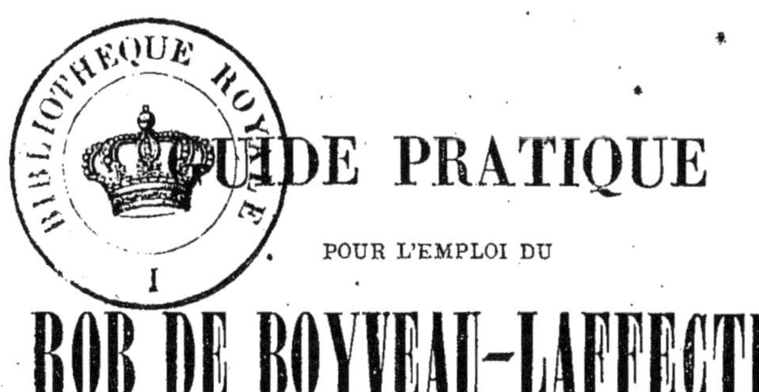

GUIDE PRATIQUE

POUR L'EMPLOI DU

ROB DE BOYVEAU-LAFFECTEUR

PAR GIRAUDEAU DE SAINT-GERVAIS,

RUE RICHER, N° 6 BIS, A PARIS.

CHAPITRE PREMIER.

NOTICE HISTORIQUE. — APPROBATION DU ROB.

Malgré une longue expérience toujours couronnée de succès, il est utile de ramener l'attention publique à l'idée que le Rob antisyphilitique de Boyveau-Laffecteur est une des plus heureuses découvertes dont la médecine puisse s'honorer. C'est à cette multitude de malades guéris radicalement, c'est aux hommes de l'art vieillis dans une routine meurtrière, et que les cures étonnantes opérées sous leurs yeux par ce remède ont amenés à un mode de traitement moins dangereux et plus certain, qu'il convient d'en appeler. De pareils suffrages ne peuvent être suspects ; ils parlent d'eux-mêmes avec éloquence, et ils étoufferont toujours les vains efforts de la calomnie ou de la malveillance, et conserveront à ce spécifique la confiance qu'il mérite et qu'il a obtenue.

Il est évidemment prouvé, depuis nombre d'années, que le Rob guérit tous les maux syphilitiques ; que, loin d'affaiblir l'économie animale, comme le font toutes les préparations mercurielles, il augmente au contraire son activité. Si on le considère sous le rapport de sa sûreté, elle est démontrée par les suffrages de la Société de

1847

médecine, par les succès qui ont constamment suivi son emploi ; enfin sa composition végétale ne peut être mise en doute après les épreuves par lesquelles il a passé lors de sa découverte, et dont le résultat a été publié par les chimistes les plus distingués.

Si des praticiens se sont élevés injustement contre le Rob anti-syphilitique, d'autres, après avoir étudié avec soin et impartialité ses nombreux succès, le regardent comme un remède très-utile et l'emploient très-souvent comme l'unique ressource dans tous les cas désespérés de syphilis. L'approbation des uns dédommage de l'injustice des autres.

Parmi les suffrages scientifiques accordés au Rob Boyveau-Laffecteur, nous citerons l'article du grand *Dictionnaire des Sciences médicales*, en 60 volumes, publié par Pankoucke.

En relatant ici une partie de cet article, nous rappelons sans doute une chose flatteuse pour nous ; mais nous donnons aussi au public le moyen de s'éclairer sur une question qui renferme un si haut degré d'intérêt général : pouvons-nous mieux faire que d'invoquer les véritables arbitres sur la matière, c'est-à-dire les maîtres de l'art ?

Extrait du *Dictionnaire des Sciences médicales*.

ROB ANTISYPHILITIQUE DE LAFFECTEUR. — La réputation dont jouit ce remède dans presque toutes les parties du monde civilisé exige qu'on lui consacre ici un article spécial. La puissance du Rob contre les affections syphilitiques les plus graves et les plus alarmantes a été, depuis plus de cinquante ans, tant de fois constatée dans tant de lieux divers, qu'il n'est plus permis aujourd'hui de mettre en question si ce remède peut être considéré comme un des moyens les plus utiles que possède l'art de guérir. Peu de médecins ont autant manié ce médicament que l'auteur de cet article : une juste défiance de tout remède secret le fit longtemps hésiter d'en conseiller l'usage ; mais plusieurs succès éclatants, qu'il eut occasion de remarquer, vainquirent sa répugnance ; et depuis près de vingt-cinq ans qu'il prescrit le Rob à ses malades, il ne l'a jamais vu échouer une seule fois sur plus d'une centaine de sujets.

Laffecteur annonce que son Rob guérit les « écrouelles, humeurs froides et tumeurs scrofuleuses, et toutes les maladies chroniques qui ont pour cause un vice vénérien occulte, héréditaire et dégénéré. » Cette proposition n'est vraie que pour ce qui est relatif aux diverses affections syphilitiques. Le Rob est impuissant contre les scrofules.

Depuis qu'il n'a plus été permis de douter de l'efficacité de ce remède, un grand nombre de médecins ont avancé que ce n'est qu'une composition mercurielle habilement déguisée. Si l'on en croit au contraire Laffecteur, le Rob ne contient aucune parcelle de mercure, ni même aucune substance minérale ; et ce n'est qu'une combinaison de plusieurs végétaux, la plupart provenant des contrées équatoriales les plus éloignées de nous : le ton de franchise de son affirmation fait que l'on est tenté de l'en croire sur parole ; et l'expérience semble confirmer son assertion, car ce remède, soumis à l'analyse chimique, ne laisse voir aucune portion mercurielle, et il ne présente, dans son usage, aucun des inconvénients du mercure ; on peut l'administrer impunément, alors même que la syphilis se complique avec des maladies qui s'aggravent ordinairement par l'usage de ce minéral. C'est ainsi que l'on voit le scorbut, lorsqu'il accompagne, les accidents vénériens, non-seulement ne point augmenter dans le traitement fait au moyen du Rob, mais disparaître, sous son influence, avec la maladie principale. Ce fait a souvent été constaté dans les hôpitaux de la marine, et l'auteur de cet article en a acquis la preuve chez plusieurs sujets attaqués de scorbut, auxquels il a administré le Rob avec un succès égal contre les deux maladies. Toutefois, on n'essayera point ici de démontrer l'absence du mercure dans la composition du Rob antisyphilitique, dont la recette a été inconnue aux médecins. J'avoue, au surplus, que j'attache peu d'importance à la solution de cette question. Qu'importe, en effet, que le Rob contienne ou non du mercure, puisqu'il guérit constamment les maladies vénériennes les plus graves, celles mêmes contre lesquelles les préparations mercurielles les plus variées avaient échoué, celles surtout que l'usage des mercuriaux avaient le plus exaspérées ? C'est ce qu'attesteront tous les praticiens qui ont conseillé l'usage du remède de Laffecteur ; c'est ce qu'une longue expérience me permet d'affirmer. Je me bornerai, toutefois, à rapporter à l'appui de ces assertions un seul des cas observés dans ma pratique.

M. V... faisait, depuis plus de dix ans, usage de diverses préparations mercurielles, et spécialement du sublimé corrosif : il avait pris une quantité prodigieuse de ce dernier médicament, et ses maux s'étaient incessamment aggravés. Lorsque je le vis, il avait le gland envahi par un chancre dévorant ; il avait sur le tibia des exostoses considérables et très-douloureuses ; le voile du palais était rongé ; son nez faisait place à un ulcère dégoûtant ; il avait perdu toutes les dents de la mâchoire supérieure ; il s'exhalait de tout son corps, et particulièrement de sa bouche, une odeur d'une telle fétidité, qu'elle infectait son appartement, à tel point que ceux qui le visitaient se trouvaient promptement incommodés en respirant dans l'atmosphère qui l'environnait. Ce malade, dévoré par une fièvre hectique, était tombé dans le dernier degré du marasme. Les médecins l'avaient abandonné, et il attendait à chaque instant, pour le délivrer de ses horribles souffrances, une mort que depuis longtemps il accusait d'arriver trop lentement. J'avais proposé, plusieurs mois auparavant, l'administration du Rob antisyphilitique, que mes confrères avaient impitoyablement refusé; maintenant, le malade demandait à essayer de ce remède que j'hésitais de prescrire, craignant qu'il ne fût inutile à cette dernière extrémité; toutefois, je cédai aux pressantes prières de l'infortuné patient. Dès les premiers jours, on remarqua une amélioration sensible chez le malade; à la sixième bouteille, c'est-à-dire au bout de vingt-quatre ou vingt-cinq jours, la fièvre qui le consumait avait entièrement cessé, et tous les accidents disparurent lorsqu'il en eut pris douze. Il recouvra bientôt son ancienne vigueur. On remédia à la chute des dents et à la perforation du voile du palais par l'application d'un râtelier artificiel et d'un obturateur.

Laffecteur rapporte une multitude d'observations analogues, recueillies depuis une quarantaine d'années, et communiquées par les praticiens les plus distingués et les plus recommandables de la capitale et des grandes villes du royaume. Il emploie son Rob, avec succès, contre toutes les affections syphilitiques; mais, en gépéral, les médecins n'y ont recours que dans les occasions où la syphilis, rebelle aux préparations mercurielles, s'est exaspérée : le succès de ce remède est alors infaillible, et il agit avec une rapidité qui étonne le praticien et console le malade. Ce remède est peut-être le plus puissant de tous contre les affections syphilitiques constitutionnelles, si variées et si redoutables.

Il convient de tracer ici, en peu de mots, l'histoire d'un médicament si remarquable.

Le propriétaire du Rob, après en avoir fait d'heureuses épreuves, se croyant assuré du succès dans tous les cas de syphilis, songea à remplir les formalités propres à faire jouir le public d'un moyen favorable à sa santé, et qui devait aussi conduire celui qui en possédait le secret à une fortune rapide. En conséquence, Boyveau, ou plutôt Laffecteur (car c'est sous ce dernier nom qu'il se fit connaître), se présenta en 1776 à l'intendant de Paris pour lui demander des commissaires, afin de constater, par des expériences, la propriété antisyphilitique de son médicament. L'épreuve se fit aux casernes de Saint-Denis, sous la direction de feu Poissonnier-Desperrières et de M. Lebreton, chirurgien très-distingué de la capitale; on prit toutes les précautions propres à écarter l'idée de la fraude de la part de

Laffecteur : ainsi, les malades habitaient une chambre qui ne s'ouvrait qu'au moyen de trois clefs; chaque commissaire en avait une, et Laffecteur gardait la troisième. On posa en outre un factionnaire à la porte extérieure, et l'on plaça un surveillant dans l'appartement. Ces précautions, indiquées par Laffecteur lui-même, suffisaient pour l'empêcher de communiquer avec ses malades ; mais il en fallait prendre d'autres qui pussent garantir qu'il ne serait fait aucune addition au remède : on imagina de l'enfermer dans une armoire à trois clefs et qui ne pouvait s'ouvrir que de concert avec les commissaires déjà nommés et l'auteur du spécifique. Laffecteur s'abstint de prendre aucune part à la préparation de la tisane et des aliments destinés aux trois malades. Ceux-ci, qui avaient été choisis parmi les plus dangereusement atteints, furent parfaitement guéris à l'époque fixée d'avance par l'auteur du remède.

Après cette épreuve, on crut devoir en tenter une nouvelle sur un plus grand nombre de sujets, et l'on choisit à Bicêtre douze malades qui se trouvaient dans un état déplorable, et sur lesquels tous les remèdes connus avaient été vainement essayés. Les commissaires chargés de surveiller l'expérience étaient des hommes qui offraient les garanties les plus satisfaisantes, tant sous le rapport du savoir que sous celui d'une probité sans tache ; ce furent MM. Borie, Geoffroy, Poissonnier-Desperrières, Darcet, Paulet, Vicq-d'Azyr, Charles Leroy, Andry, Bucquet, Mauduyt et Vernier. Les douze malades ayant été radicalement guéris, le rapport des commissaires fut unanime en faveur de la bonté du remède. Mais il ne suffisait pas de constater que le Rob avait la propriété de guérir la syphilis, il fallait encore prouver qu'il ne contient pas de mercure. Afin d'en obtenir la preuve, les commissaires invitèrent deux des plus célèbres chimistes de la capitale à soumettre le nouveau remède à l'analyse chimique : leur choix tomba sur Darcet et Bucquet; ils firent leurs expériences séparément et sans s'être communiqué leur procédé; les résultats qu'ils obtinrent furent les mêmes, et ni l'un ni l'autre ne découvrit aucune trace de mercure dans le Rob. Cependant leur déclaration à ce sujet portait que, bien qu'ils n'y eussent pas trouvé de mercure, ils n'osaient attester qu'il n'y en existât pas. Cette sage réticence fournit, pendant un assez long temps, des armes aux détracteurs de Laffecteur ; mais celui-ci, convaincu de l'efficacité comme de l'innocuité de son remède, n'hésita point de communiquer la recette au premier médecin du roi. De Lassone composa le médicament lui-même, et, l'ayant administré à plusieurs de ses malades, il en obtint le succès le plus satisfaisant. De Lassone chargea la Société royale de médecine de Paris des expériences convenables, et de diriger, à leur suite, un rapport où seraient relatés les faits remarqués par eux. En effet, cette compagnie désigna sept commissaires dont voici les noms : de Lassone, Macquer, Geoffroy, Lorry, Bucquet, Poultier de la Salle, Montigny et le duc de la Rochefoucault. Cette fois, les commissaires se chargèrent de préparer eux-mêmes le remède : Macquer, le plus habile chimiste de cette époque, se procura toutes les substances qui entrent dans sa composition. Douze malades, choisis parmi ceux qui offraient le moins d'espérances dans les hôpitaux de la capitale, furent traités par les commissaires de la Société royale de médecine, qui n'employèrent que le Rob composé par Macquer ; et les malades guérirent tous. Un succès aussi éclatant fut suivi du rapport dont voici les conclusions : « La Société pense, 1° que le Rob du sieur Laffecteur, tel qu'il a été préparé, ne contient point de mercure ; 2° que le remède et la méthode de Laffecteur peuvent guérir les maladies vénériennes confirmées et désespérées ; 3° que cette méthode n'exclut pas les traitements particuliers accessoires, les précautions et les modifications relatives aux circonstances qu'il est impossible de désigner, et qui doivent être laissées à la prudence du médecin ; 4° que ce remède, ne contenant point de mercure, peut devenir utile, surtout dans les cas où l'on aurait quelque inconvénient à craindre de l'usage, soit intérieur, soit extérieur, des préparations mercurielles, telle que serait, par exemple, une complication des virus vérolique et scorbutique, etc. » Dès lors les succès du Rob antisyphilitique s'accrurent rapidement. Laffecteur, en 1781, fut chargé de fournir son remède pour le service des hôpitaux de la marine et des vaisseaux de l'Etat. Les praticiens n'hésitèrent plus à l'administrer dans les cas les plus désespérés, et le succès a constamment justifié leur confiance.

J'ai cru devoir entrer dans tous les détails qui précèdent, afin de mettre le lecteur à portée de juger, par lui-même, du degré de confiance qu'il peut accorder à un remède qui mérite à juste titre d'être considéré comme un puissant antisyphilitique, et surtout comme le plus sûr réparateur des ravages que le mercure détermine dans l'organisme, lorsque cette substance, n'ayant point rempli l'objet du médecin, a été administrée trop abondamment. En rendant cet hommage à l'excellence du Rob antisyphilitique, je me trouve heureux de pouvoir venger la mémoire de son auteur, outragé de son vivant dans ce Dictionnaire, à l'article *bézoar végétal*, par feu mon ami le docteur Chaumeton, qui jugea trop légèrement Laffecteur, et le confondit avec les plus vils charlatans. Si, comme moi, il eût connu l'excellent Boyveau, il en aurait eu une opinion bien différente. En effet, Boyveau était rempli de loyauté et de franchise ; il était humain et généreux. L'indigent ne réclama jamais en vain son secours. Il n'eut

rien de commun avec les charlatans ; il n'en avait ni le ton ni l'igno-
rance. Il fit un secret de son remède, il est vrai, pour s'enrichir ;
mais si cette conduite, autorisée d'ailleurs par l'usage, lèse en quelque sorte les intérêts généraux de la société, ne dépend-il pas du
gouvernement d'y mettre bon ordre, en rendant public un secret
qu'il a toujours le droit d'acquérir, moyennant une indemnisation
suffisante pour récompenser le propriétaire du noble fruit de ses
veilles?

(*Extrait du grand* DICTIONNAIRE DES SCIENCES MÉDICALES *de Pankoucke*, tome 49, article *Rob antisyphilitique*.)

D'après l'impulsion que les médecins de l'Ecole de Paris ont donnée à la science, partout où le Rob de Boyveau-Laffecteur sera exactement et soigneusement appliqué, il rendra les maladies vénériennes
de plus en plus légères, il diminuera le nombre et la gravité des accidents qui les compliquent si souvent, et la guérison sera toujours
exempte de récidive. On ne verra plus ces marques honteuses et
ineffaçables qui ont troublé le repos de tant de familles et empoisonné
l'existence de ceux qui les portaient.

On doit des remerciements aux médecins qui ont attaché leurs
noms à leurs méthodes, car de leur efficacité dépendent l'honneur et
la réputation des auteurs ; d'ailleurs, il est prouvé par l'expérience
qu'à égalité de facultés intellectuelles, un individu qui ne s'adonne
qu'à une seule branche des sciences médicales doit y acquérir des
connaissances spéciales qui manqueront toujours à la généralité ; cependant les découvertes ont toujours rencontré des obstacles nombreux à leur apparition, en médecine, en politique, en religion, en
législation, etc. Galilée fut condamné à mort pour avoir dit, contrai-
rement à la Genèse, que le soleil était immobile : «Je meurs, disait-
il, et cependant la terre tourne.»

PIÈCES ORIGINALES

Destinées à constater les expériences faites avec le Rob, et ses succès pour la
guérison des maladies vénériennes.

Les pièces originales sont déposées rue Richer, 6, avec l'arrêt de

1778, de Louis XVI. Copies de ces actes sont aussi déposées en l'étude de M⁰ Dessaignes, notaire, place des Petits-Pères, 9.

Nous soussignés, Pierre Boyveau et Denis Laffecteur, ancien inspecteur des vivres, sommes convenus de ce qui suit, savoir :

Que moi Pierre Boyveau, en vertu de l'agrément et consentement exprès du sieur Denis Laffecteur, ayant fait présenter au roi une requête au nom dudit sieur Laffecteur pour obtenir le privilége de la vente et distribution d'un remède antivénérien, connu et annoncé sous le nom de *Rob antisyphilitique*, ledit sieur Laffecteur trouve bon que l'arrêt du Conseil et les lettres-patentes qui interviendront sur ladite requête, soient obtenus en son nom ; comme aussi tous les marchés ou traités qui pourront être faits, relativement à l'exploitation dudit remède, dont, par ladite requête, ledit sieur Laffecteur paraît possesseur et propriétaire, quoique, dans le vrai, il n'ait fait que rendre audit sieur Boyveau le bon office de lui prêter son nom ; bien entendu que ledit Boyveau ne pourra, en aucune manière, contracter des engagements qui grèvent particulièrement ledit sieur Laffecteur, ne lui prêtant son nom que pour les affaires relatives à l'emploi du susdit remède.

Et moi, Denis Laffecteur, je déclare, par ces présentes, à mondit sieur Pierre Boyveau, que je n'ai aucune espèce de propriété sur le susdit remède, que j'y renonce même autant qu'il est besoin, ainsi que sur les produits qui pourront résulter de la vente d'icelui, de quelque manière qu'elle soit faite, soit dans les hôpitaux militaires du royaume et autres, ou autrement, me contentant d'une gratification annuelle et fixe, pour toute rétribution, de quinze cents livres chaque année, qui me sera payée par mondit sieur Boyveau, sur mes simples quittances, et ce pendant tout le temps que ledit sieur Boyveau jouira de la permission de vendr' et distribuer sous mon nom ledit remède antivénérien, laquelle gratification annuelle de quinze cents livres, moi Boyveau j'accorde à mondit sieur Laffecteur, aux mêmes clauses et conditions stipulées ci-dessus, laquelle gratification de quinze cents livres ne commencera à courir que du jour de la publication de l'arrêt du Conseil, portant le privilége que sollicite ledit sieur Boyveau, pour ladite gratification être payée de trois mois en trois mois, sur les quittances dudit sieur Laffecteur. Fait double à Paris le 1ᵉʳ juillet 1778 ; approuvé un mot rayé nul. — Signé LAFFECTEUR. — Approuvé l'écriture et un mot rayé comme nul. Signé BOYVEAU.

Je soussigné Denis Laffecteur déclare et reconnais qu'en outre des causes énoncées en l'acte sous seing privé des autres parts, pour lesquelles M. Boyveau m'avait accordé une gratification annuelle de quinze cents livres, je devais servir de commis audit sieur Boyveau et l'aider de mes services en cette qualité, sans aucune autre rétribution ; mais que d'autres occupations et les circonstances ne m'ont pas permis de remplir cette condition ; qu'en conséquence, j'ai demandé audit sieur Boyveau de me payer à titre de forfait une somme de trois mille livres, pour raison du prêt que je lui ai fait de mon nom, tant pour le passé que pour l'avenir, n'entendant aucunement déroger à cet égard aux clauses et engagements par moi contractés et énoncés en l'acte ci-devant du 1er juillet 1778, laquelle somme de trois mille livres M. Boyveau m'a effectivement payée à titre et sous les conditions sus exprimées en espèces d'or et d'argent ayant cours, dont quittance, et de toutes choses au sujet de ce que dessus. A Paris, le 18 février 1787. — Signé LAFFECTEUR.

Extrait du registre des actes de décès de l'an 1821, 9e mairie.

« Du 25 septembre 1821, à neuf heures du matin.
« Acte de décès de Denis Laffecteur, décédé hier, à quatre heures du
« soir, ancien employé, âgé de quatre-vingt-trois ans deux mois, né à
« Rouen, département de la Seine-Inférieure, demeurant à Paris, rue
« Martrois, n. 8, quartier de l'Hôtel-de-Ville. »

Arrêt du Conseil d'Etat.

Sur la requête présentée au roi, étant en son conseil, par le sieur DENIS LAFFECTEUR, ancien inspecteur des vivres, contenant qu'il est possesseur d'un Rob antisyphilitique, par lequel, sans le secours du mercure, on peut obtenir la guérison des maladies vénériennes les plus invétérées; que le public ayant été trop souvent trompé par des remèdes dont les effets n'ont pas répondu aux promesses de ceux qui les annonçaient, le suppliant a demandé, avant tout, que celui-ci fût non-seulement soumis à des analyses qui garantissent la fidélité de la déclaration qu'il a faite, qu'il n'entre dans sa composition aucun agent tiré du règne minéral, mais encore que son efficacité fût constatée par des expériences faites sous les yeux des magistrats ; que le sieur intendant de la généralité de Paris, toujours occupé de ce qui peut contribuer au bien de l'humanité, a bien voulu ordonner que l'expérience en fût faite par le sieur *Poissonnier-Desperrières*, médecin de la généralité, dans l'hôpital des casernes de Saint-Denis, sur trois soldats de recrue du corps des pionniers; que, quoique cette première expérience ait eu tout le succès qu'il était possible d'en espérer, ainsi qu'il résulte des procès-verbaux qui ont été dressés pour constater l'état des trois malades et leur parfaite guérison, le sieur Desperrières ne l'ayant pas trouvée suffisante pour porter un jugement certain sur l'efficacité du remède, le suppliant, respectant une circonspection aussi louable et conforme aux vues du bien public dont il est lui-même animé, a consenti qu'elle fût répétée, à ses frais et avec toutes les précautions qui seraient jugées convenables, sur un plus grand nombre de sujets tirés de la maison de Bicêtre ; qu'en conséquence des ordres donnés par le sieur lieutenant général de police, il a été livré au sieur Desperrières douze sujets dans l'état le plus déplorable, par les ravages du virus trop longtemps négligé, la réunion des divers accidents qui en sont la suite ; qu'ils ont tous été conduits dans une maison destinée à cet effet par le suppliant, rue du Faubourg-Saint-Denis, et soumis au traitement par lui indiqué, sous l'inspection du sieur Le Breton, chirurgien préposé par le sieur Desperrières, avec les précautions détaillées dans les procès-verbaux dressés à cette occasion pour prévenir toute communication avec les malades, et l'administration frauduleuse d'aucun autre remède ; que pour donner à cette nouvelle expérience toute l'authenticité nécessaire, et s'assurer d'une manière certaine et non équivoque de l'effet du remède proposé par le suppliant, le sieur Desperrières a eu soin de faire consta-ter l'état des malades dans le moment où ils ont été remis, par les sieurs *Bory, Geoffroy, Darcet, Poissonnier, Vicq-d'Azyr, Charles Leroy et Andry, tous docteurs de la Faculté ou membres de la Société royale de médecine de Paris;* que le traitement consigné dans le journal, tenu exactement pour chaque malade, a été éclairé par les mêmes médecins et par les sieurs *Bucquet, Mauduit et Vanier,* autres docteurs-régents, que le sieur Des-perrières a successivement appelés; que la guérison a été constatée dans la même forme, suivant les procès-verbaux qui seront joints à la présente requête; qu'il ne restait, après toutes ces expériences, qu'à constater qu'il n'entrait dans la composition du remède, ainsi que le sup-pliant l'avait annoncé, aucun agent tiré du règne minéral, et que c'est ce qui est résulté de l'analyse faite par les sieurs *Darcet et Bucquet,* du résidu même du remède qui avait servi au traitement de divers mala-des ; que le concours des témoignages des médecins qui ont suivi ce traitement, et des expériences répétées sur un si grand nombre de sujets entrepris dans une situation pour ainsi dire désespérée, ne peuvent lais-ser aucun doute sur l'efficacité du Rob antisyphilitique dont le suppliant est possesseur ; qu'il serait inutile d'en faire sentir les avantages et le se-cours qu'on peut en tirer contre un des plus grands fléaux qui affligent l'humanité ; que ce remède, désiré depuis si longtemps par les médecins les plus éclairés, n'a aucun des inconvénients du mercure, dont la vertu, souvent impuissante dans les maladies compliquées, nuit toujours au tempérament et lui est souvent funeste ; que le suppliant ose donc es-pérer que Sa Majesté voudra bien en faciliter l'usage, et lui accorder le privilège dont elle a toujours honoré les découvertes utiles, tant pour en-courager le zèle des inventeurs ou possesseurs de ces découvertes, que pour leur procurer le dédommagement des dépenses qu'elles occasion-nent. REQUÉRAIT A CES CAUSES le suppliant, qu'il plût à Sa Majesté lui per-mettre de vendre et débiter dans tout le royaume un Rob antisyphilitique, et d'établir à ses frais, tant à Paris que partout ailleurs, les maisons d'hospice qu'il jugera à propos pour le traitement des maladies vénériennes et non d'autres, avec ledit Rob antisyphilitique, sous l'inspection de deux docteurs de la Faculté de médecine de Paris, qui seront en même temps membres de la Société Royale, que Sa Majesté jugera à propos de choisir, lesquels suivront le traitement qui sera fait dans lesdites maisons d'hos-pice, afin d'être à portée de rendre compte journellement des bons ou mauvais effets du remède; l'autoriser en conséquence à marquer les bou-teilles qui contiendront ledit Rob antisyphilitique, de son nom, de son

cachet, ou de telle autre marque qu'il avisera ; faire très-expresses inhibitions et défenses à toutes personnes de contrefaire ladite marque, à
peine de faux, et de trois mille livres d'amende, dont moitié applicable à
Sa Majesté, et l'autre au suppliant ; ordonner que, sur l'arrêt qui inter-
viendra, toutes lettres-patentes nécessaires seront expédiées, avec in-
jonction au sieur lieutenant général de police de Paris, et aux sieurs intendants et commissaires départis dans les provinces, de tenir la main,
chacun en droit soi, à son exécution. Vu ladite requête, signée Auda, avo-
cat du suppliant, ensemble les procès-verbaux qui y sont énoncés, et la
délibération de la Société royale de médecine : ouï le rapport. LE ROI
ÉTANT EN SON CONSEIL, ayant aucunement égard à ladite requête, a permis
et permet audit DENIS LAFFECTEUR de vendre et débiter dans tout le
royaume ledit Rob antisyphilitique. En conséquence, Sa Majesté a autorisé et autorise ledit LAFFECTEUR à marquer les bouteilles qui contiendront ledit Rob antisyphilitique de son nom, de son cachet, ou de telle
autre marque qu'il avisera ; fait Sa Majesté très-expresses inhibitions et
défenses à toutes personnes de contrefaire ladite marque, à peine de faux,
et de mille livres d'amende, applicable, moitié au profit de Sa Majesté et
moitié au profit dudit LAFFECTEUR ; enjoint Sa Majesté au sieur lieutenant général de police de Paris, et aux sieurs intendants et commissaires
départis dans les provinces, de tenir la main, chacun en droit soi, à l'exécution du présent arrêt, sur lequel toutes lettres nécessaires seront expé -
diées. Fait au conseil d'Etat du roi, Sa Majesté y étant, tenu à Versailles
le douze septembre mil sept cent soixante-dix-huit. — Signé AMELOT.

Extrait de l'enregistrement fait à la Préfecture de police.

Nº I. Vu et enregistré le présent titre, dont copie collationnée a été
déposée à la préfecture de police, conformément à l'article 2 de l'ordon-
nance de police du 10 thermidor an XIII, pour (par le sieur PIERRE BOY-
VEAU, ancien médecin, demeurant à Paris, rue de Varennes, 10, division de
l'Ouest), continuer à vendre et annoncer le remède connu sous le nom de
Rob antisyphilitique, etc. — A la préfecture de police, à Paris, le 11
vendémiaire an XIV. — *Le conseiller d'État, préfet de police,* DUBOIS. —
Le chef de la 5ᵉ division, CHICOU. — *Par le conseiller d'État, préfet :*
Le secrétaire général, PIIS.

En conséquence des succès de ces premières expériences, les
médecins, occupés de la rédaction de la *Gazette de Santé*, en rendirent
compte dans la feuille du 15 octobre 1778, nº LIII, de la manière
suivante :

Extrait de la GAZETTE DE SANTÉ.

Depuis que le mal vénérien existe en Europe, on n'a cessé de chercher des moyens propres à combattre ses redoutables effets. Presque à la naissance de la maladie, les bois sudorifiques et le mercure furent mis en usage. Ces deux secours sont devenus la base de presque tous les remèdes vantés pour cette maladie. Le mercure surtout, malgré l'ancien préjugé qui le mettait au rang des poisons froids, a passé jusqu'ici pour le remède le plus puissant que l'art ait pu imaginer contre ce fléau. L'efficacité du mercure a été prouvée par la sanction des hommes les plus éclairés et les plus expérimentés dans l'art de la médecine.

Mais en avouant ses avantages, peut-on se dissimuler ses inconvénients, et combien la méthode la plus sûre, qui est celle des frictions, est gênante, désagréable, exige des précautions, soit pour préparer le malade, soit pour le mettre à couvert des accidents quelquefois inévitables de la part du mercure, tels que la salivation. Ajoutez à cela la longueur du traitement, la maigreur et quelquefois le dépérissement du malade, qu'il faut rétablir enfin avec des restaurants, du lait, etc. Ce sont, sans doute, ces considérations qui avaient fait préférer, par Fernel, Paulmier, etc., l'usage des bois sudorifiques au mercure, et fait désirer à tous les médecins la découverte d'un remède interne qui remplît leurs intentions, sans faire éprouver aux malades de pareils accidents.

Les diverses préparations mercurielles ont été d'un faible secours, comparées au mercure en substance, auquel elles ont été jugées inférieures, puisque, sans mettre à l'abri des inconvénients ordinaires du mercure en frictions, elles n'en ont pas le même avantage, et exposent d'ailleurs à l'action corrosive des sels qui résultent de la combinaison du mercure avec les acides minéraux ou végétaux. On était donc réduit, lorsqu'il s'agissait de guérir radicalement le mal vénérien, à prendre les plus grandes précautions, à préparer le corps, à adoucir, à corriger sans cesse le remède. Tous ces inconvénients ont sollicité le zèle des gens de l'art à s'occuper de la découverte d'un secours qui pût guérir cette maladie, comme on dit, *cito*, *tuto* et *jucundè*.

Un possesseur d'un remède, qu'il disait réunir ces propriétés, encouragé par des succès multipliés, a osé se présenter. Il a demandé des malades et des juges. Les premières expériences ont été faites à Saint-Denis ; elles ont réussi. On n'a pas cru cette épreuve suffisante (comme de raison), on a pris à Bicêtre douze sujets atteints de maladie vénérienne. Les médecins les plus célèbres de la capitale ont été invités à venir les voir et constater leur état ; un grand nombre, dont tous sont de la Faculté ou de la Société royale de médecine de Paris, ont suivi avec exactitude ce traitement. On a été étonné de la manière prompte et efficace avec laquelle ce remède agit et guérit sans accident, sans inconvénient. Soumis à l'analyse chimique, il n'a rien offert de métallique. Ses effets, dont nous avons été témoins, nous forcent de dire que depuis qu'on cherche des remèdes contre ce fléau de l'humanité, on n'a pas encore fait de découverte si heureuse.

Sur le rapport fait de la Société royale de médecine, et sur la délibération de cette compagnie, Sa Majesté vient d'accorder au propriétaire du remède un arrêt de son conseil, en date du 12 septembre, et dont l'objet est d'en favoriser la vente et la distribution et d'en faire constater journellement les effets, sous les yeux de deux des médecins de la Faculté de Paris et de la Société royale de médecine, chargés d'en diriger l'administration dans une maison particulière établie à cet effet à Paris et d'en rendre compte à leur compagnie.

Ce remède consiste en un sirop épais ou plutôt un Rob, dont la saveur n'est point désagréable.

Indépendamment de ces premières épreuves, la Société royale de médecine de Paris a nommé huit commissaires, qui se sont eux-mêmes procuré les drogues nécessaires pour la préparation du Rob du sieur Laffecteur ; et avec ce remède ainsi composé, de nouveaux commissaires ont traité plusieurs malades gravement atteints du virus vénérien ; et la Société royale de médecine s'exprime sur cette double expérience en ces termes :

Extrait des registres de la Société royale de médecine de Paris.

La Société royale de médecine ayant entendu, dans sa séance, tenue le 10 septembre 1779, le rapport des commissaires (ils étaient au nombre de huit) (1) qu'elle avait nommés pour préparer le Rob du sieur *Laffecteur*, suivant la recette qu'il avait communiquée, avec les drogues qu'ils se sont eux-mêmes procurées.

Duquel rapport il resulte que ce remède ne contient pas de mercure.

Ayant entendu depuis, dans sa séance tenue le 7 avril 1780, le rapport des commissaires qu'elle avait nommés pour administrer le Rob du sieur *Laffecteur*, ainsi préparé, à des malades attaqués de maladies vénériennes;

Duquel rapport il résulte :

1° Que, sur six malades, un a été rejeté, parce qu'il s'est manifesté, dès le commencement du traitement, des symptômes produits par le mercure que ce malade avait pris à Bicêtre peu de jours auparavant;

2° Que deux autres ont été jugés complétement guéris par la disparition totale des symptômes très-graves, dont aucun n'est revenu depuis trois mois que le traitement est fini ;

3° Que deux autres malades ayant été traités par la même méthode, leur santé a été bien rétablie, et tous les symptômes vénériens ont égale-

---

(1) C'étaient MM. Lassone, Geoffroy, Lorry, Bucquet, Macquer, Poultier de la Salle, Montigny et le duc de la Rochefoucault, tous chimistes célèbres et membres de la ci-devant Académie des sciences.

ment disparu, excepté quelques excroissances qu'il est indispensable
d'enlever dans toutes les méthodes, et à l'extirpation desquelles les malades se sont constamment refusés ;

4° Que le dernier est également bien rétabli ; qu'une excroissance
très-considérable, placée auprès de l'anus, ayant été extirpée dans l'époque convenable du traitement, la plaie s'est bien cicatrisée, et qu'aucune
trace de cette excroissance n'a reparu ; que des excroissances moins
considérables, situées dans l'intestin, ont disparu sans opération ; qu'il
en est seulement resté quelques-unes très-petites et dures, que la
première cachait, et à l'extirpation desquelles le malade n'a jamais voulu
consentir ; ce qui fait présumer que la première excroissance, qui était
très-volumineuse, n'ayant point pullulé longtemps après son extirpation,
il en aurait été de même des autres tumeurs très-petites, si elles eussent été enlevées.

La lecture de ces deux rapports ayant été entendue, la compagnie a
pensé :

1° Que le Rob du sieur *Laffecteur* tel qu'il a été préparé, *ne contient
point de mercure ;*

2° Que le remède et la méthode du sieur *Luffecteur* peuvent guérir
les maladies vénériennes confirmées ;

3° Que cette méthode n'exclut point les traitements particuliers accessoires, les précautions et les modifications relatives aux circonstances
qu'il est impossible de désigner, et qui doivent être laissées à la prudence du médecin ;

4° Que ce remède, ne contenant pas de mercure, peut devenir surtout
utile dans le cas où l'on aurait quelque inconvénient à craindre de l'usage,
soit intérieur, soit extérieur des préparations mercurielles, tel que serait, par exemple, une complication des virus vérolique et scorbutique.

Je certifie que le présent extrait est conforme
à l'original contenu dans les registres de la
Société royale de médecine, le 20 avril 1780.
— *Signé* : VICQ-D'AZIR, secrétaire perpétuel.

Rapport au conseil de la marine, à la séance du 8 août 1788.

Je soussigné, auteur du *Rob antisyphilitique*, demeurant à Paris, rue
de Bondy, me soumets et m'engage, ce acceptant Monseigneur le comte
de la Luzerne, Secrétaire d'État ayant le département de la marine, à
fournir pour le service des vaisseaux de SA MAJESTÉ, ainsi que les hôpitaux de la marine, chaque bouteille de pinte de trente-deux onces de
Rob antisyphilitique, a raison de dix-huit livres tournois chacune, en me
chargeant des frais de l'emballage pour les expéditions dans les différents
ports du roi, garantissant les avaries qui pourraient être occasionnées par
le transport. Je me soumets de plus à supporter la déduction des quatre
deniers pour livre attribués aux Invalides de la Marine, ainsi que les

frais de quittance, sous la condition d'être payé de ces fournitures six mois après leur livraison. — LAFFECTEUR.

A Paris, le 13 juillet 1788.

Vu et accepté au Conseil de la Marine, dans sa séance tenue à Versailles le 8 août 1788, pour avoir son exécution pendant trois années, à compter du premier juillet dernier.

LA LUZERNE. Le chevalier de BAUSSET.

Marine. — 1793. — Brest. — Séance du Conseil d'administration du 29 frimaire de l'an deuxième. — Hôpitaux. — Achats de marchandise. —Le citoyen Boyveau Laffecteur.— ROB ANTISYPHILITIQUE. — Soumission pour fourniture à faire au port de Brest, pendant la durée de la guerre actuelle, du Rob antisyphilitique nécessaire au service des Hôpitaux, à raison de VINGT-QUATRE FRANCS *la pinte de 32 onces, ci. . . . . 24 francs.*

Je soussigné, BOYVEAU-LAFFECTEUR, médecin, propriétaire du *Rob antisyphilitique*, promets et m'engage envers le citoyen LEFÉBVRE, chef des bureaux civils, préposé aux approvisionnements, stipulant pour la république, en présence des citoyens BERNARD, contrôleur de la marine, et LHERCI, sous-chef des approvisionnements, ce acceptant, le citoyen SANÉ, principal chef des bureaux civils de la marine, à Brest ; de fournir et livrer dans les magasins dudit port, pendant la durée de la guerre actuelle, la quantité de *Rob antisyphilitique*, qui me sera demandée pour le service des hôpitaux de la marine, à raison de *vingt-quatre francs* pour chaque pinte dudit Rob, pesant *trente-deux onces*.

Les frais de transport seront au compte de la république, mais ceux d'emballage seront à ma charge, ainsi que la garantie des dommages et avaries qui pourraient arriver en route, jusqu'à la livraison dans les magasins.

Les payements me seront faits, en assignats, dans le mois qui suivra celui où lesdites livraisons auront lieu.

Fait double à Paris, le 1er décadi de frimaire, l'an II de la république française, une et indivisible.

Signé BOYVEAU-LAFFECTEUR, LHERCI, LEFEBVRE ET BERNARD.

Accepté par le chef principal des bureaux civils de la marine à Brest, en présence du conseil d'administration, et sous l'approbation du ministre.

A Brest, le 29 frimaire de l'an II de la république française, une et indivisible.

Signé BERNARD et SANÉ, et ensuite ROLLAND, LHERCI, J. M. J. MORVAN, BIGONNEZ, LEFEBVRE et VIAL.

Vu et approuvé, le ministre de la marine. — *Signé* DALBARADE.

Collationné par le contrôleur de la marine, à l'original déposé et enregistré au contrôle. — *Signé* JULLOLLE.

Vu et approuvé l'original, et décidé de payer en numéraire, à raison, de dix-huit francs.

Paris, ce 18 nivôse an IV de la république française, une et indivisible.

Le ministre de la marine.   *Signé* TRUGUET.
Approuvé comme dessus.   *Signé* BRUIX.
Approuvé comme dessus.   *Signé* BOURDON.
Approuvé comme dessus.   *Signé* FORFAIT.
Le 21 fructidor an VIII de la république.

———

Extrait du procès-verbal de la Convention nationale, du 21 *brumaire l'an* III *de la république.*

Le citoyen Boyveau-Laffecteur fait offre d'un ouvrage intitulé : *Recherches et Observations sur les différentes méthodes de traiter les* Maladies Vénériennes, *et particulièrement sur les effets du remède connu sous le nom de* Rob antisyphilitique.

Il demande d'être chargé de traiter les incurables, offrant son remède, pour cet usage seulement, au prix qu'il lui coûte.

Mention honorable de l'offrande ; renvoyé au comité des secours publics pour y statuer et faire un rapport s'il y a lieu.

Collationné et trouvé conforme à la minute du procès-verbal déposé aux archives de la république française, par moi, garde des archives. En foi de quoi j'ai signé et fait apposer les sceaux desdites archives. A Paris, le 19 ventôse, l'an IV de la république, une et indivisible.

———

Extrait des registres du Comité de secours publics dela Convention nationale.

Après avoir entendu le rappport d'un de ses membres, sur le décret rendu le 21 brumaire de l'an III de la république, en faveur du citoyen Boyveau-Laffecteur, qui, en faisant hommage à la Convention nationale, d'un ouvrage intitulé: *Recherches et Observations sur les effets du remède connu sous le nom de Rob antisyphilitique,* demande que ce remède soit employé pour le traitement des incurables vénériens ; vu aussi que la Convention nationale a décrété la mention honorable de l'offrande, et a renvoyé à son Comité des secours publics, pour statuer sur l'objet de cette demande ; et, après avoir entendu son rapporteur dans le compte qu'il rend des différentes conférences qu'il a eues avec le Conseil de santé, et des rapports de ce même conseil sur l'usage du remède indiqué, ainsi que la correspondance qu'il avait ouverte pour se procurer toutes les lumières convenables, avec plusieurs officiers de santé connus de la manière la plus avantageuse dans l'art de guérir.

Le Comité, regrettant que la brièveté de temps ne lui permette pas de satisfaire aux vues de la Convention nationale, exprimées par son décret précité, et de statuer définitivement sur la demande du citoyen Boyveau-Laffecteur;

Considérant que les témoignages qui lui sont parvenus, et qui sont étayés de l'autorité d'hommes les plus célèbres dans l'art de la médecine, paraissent ne laisser aucun doute sur la confiance que mérite le remède connu sous le nom de *Rob antisyphilitique*, présenté par le citoyen Boyveau-Laffecteur, et dont plusieurs années d'expériences ont consacré le succès et les avantages, dans un grand nombre de cas où les méthodes jusqu'ici employées avaient été infructueuses et même dangereuses;

Arrête que le rapport t les pièces y jointes seront envoyés au Directoire Exécutif, qui est invité à utiliser cette précieuse découverte, et à prendre la demande du citoyen Boyveau-Laffecteur en très-grande considération.

Fait et arrêté au Comité des secours publics, le 5 brumaire an IV de la république. — Les représentants du peuple, ZANGIACOMI, JOUENNE.

Copie de la lettre écrite le 27 frimaire, par la députation de la Charente-Inférieure, au Directoire Exécutif, en faveur du citoyen Boyveau-Laffecteur.

Le citoyen Boyveau-Laffecteur, médecin, fournisseur des hôpitaux de la marine, notre compatriote, nous ayant communiqué le mémoire qu'il vient de vous adresser, et dont l'objet est de faire administrer à tous les incurables vénériens, sans distinction, son remède connu sous le nom de *Rob antisyphilitique*, pénétrés de la justice et de l'utilité de sa demande; convaincus de la vérité des faits, rapports et témoignages dont elle était étayée, nous croyons devoir, comme citoyens et amis de l'humanité, joindre nos sollicitations aux siennes pour obtenir de votre sagesse ce que nous ne craignons point d'appeler un bienfait national. Nous ne parlerons point de l'efficacité de ce remède, constaté par vingt ans de succès ni de sa composition, reconnue purement végétale par des juges dont on ne peut ni suspecter la probité ni méconnaître les lumières; mais, à tant de preuves authentiques, à tant de témoignages irrécusables, amis et compatriotes du citoyen Boyveau-Laffecteur, nous pourrions ajouter une foule de guérisons miraculeuses, que sa modestie a dérobées au public, et dont nous avons été les témoins; nous pouvons dire que, quand le *Rob antisyphilitique* n'aurait point pour lui le suffrage des gens de l'art les plus éclairés, le caractère seul de son inventeur, dont nous garantissons la probité, suffirait pour inspirer la confiance et engager le Directoire Exécutif à prendre sa demande en considération.

Nous avons rempli notre devoir; c'est la cause de l'humanité souffrante que nous avons plaidée; et la philanthropie bien connue du Directoire

Exécutif nous fait présager un succès dont nos cœurs jouissent d'avance.

Salut et respect. — *Signé :* Eschasseriaux aîné, Eschasseriaux jeune, Vinet, etc. — Paris, le 16 nivôse an iv de la république française, une et indivisible.

Le Ministre de la guerre aux Représentants du peuple composant la députa-
tion de la Charente-Inférieure, à Paris.

La lettre de recommandation que vous avez adressée, citoyens, au Directoire Exécutif, en faveur du citoyen Boyveau Laffecteur, et par laquelle vous recommandez l'usage de son *Rob antisyphilitique*, m'a été renvoyée. Je vous préviens que sa proposition de faire employer son remède au traitement des militaires m'était déjà parvenue, et que j'ai consulté le Conseil de santé, dont j'attends l'avis pour pouvoir adopter à ce sujet le parti le plus avantageux au bien du service.

Salut et fraternité. — Aubert-Dubayet.

Extrait du Bulletin des Lois, *n° XLVIII, (N° 815.) Décret impérial*
relatif à l'annonce et à la vente des remèdes secrets.

À Montirone, le 25 prairial an xiii.

Napoléon, empereur des Français,

Sur le rapport du Grand-Juge Ministre de la justice; vu la loi du 21 germinal an xi; le Conseil d'Etat entendu.

Décrète :

Art. Ier La défense d'annoncer et de vendre des remèdes secrets, portée par l'article 36 de la loi du 21 germinal an xi, ne concerne pas les préparations et remèdes qui, avant la publication de ladite loi, avaient été approuvés, et dont la distribution avait été permise dans les formes alors usitées ; elle ne concerne pas non plus les préparations et remèdes qui, d'après l'avis des écoles ou sociétés de médecine ou des médecins commis à cet effet depuis ladite loi, ont été ou seront permis par le Gouvernement, quoique leur composition ne soit pas divulguée.

Art. II. Les auteurs ou propriétaires de ces remèdes peuvent les vendre par eux-mêmes.

Art. III. Ils peuvent aussi les faire vendre et distribuer par un ou plusieurs préposés, dans les lieux où ils jugeront convenable d'en établir, à la charge de les faire agréer à Paris par le préfet de police, et dans les autres villes, par le préfet, sous-préfet, ou, à défaut, par le maire, qui pourront, en cas d'abus, retirer leur agrément.

Art. IV. Le Grand-Juge Ministre de la justice est chargé de l'exécution du présent décret. — Signé, Napoléon, par l'Empereur : Le Secrétaire d'Etat, signé, H. B. Maret.

Première lettre de S. Exc. le Grand-Juge. Ministre de la justice, à M. Boy-
veau-Laffecteur.

Paris, le 14 thermidor an XIII.

Le décret impérial, rendu le 25 prairial dernier, monsieur, en inter-
prétation de l'article XXXVI de la loi du 21 germinal an XI, concernant
la pharmacie, étant inséré au Bulletin des lois, n° 48, la copie que vous
m'en demandez vous devient inutile.

Je vous remercie de l'exemplaire, qui était joint à votre lettre. — Je
vous salue, Régnier.

Seconde lettre de son Exc. le Grand-Juge Ministre de la justice, à M. Boy-
veau-Laffecteur. .

Paris, le 20 thermidor an XIII.

Je vous renvoie, monsieur, les pièces que vous m'aviez adressées, relativement à la saisie faite de votre Rob, que vous aviez entreposé chez le
sieur Saunet, contrôleur des postes à Mayence. — Je vous salue,
Régnier.

Ministère de l'intérieur.—Administration générale des établissements d'uti-
lité publique et des secours généraux. — 14771. — Remèdes· secrets. —
Il y a lieu d'autoriser· la vente du Rob antisyphilitique de Laffecteur. —
A. M. Boyveau-Laffecteur.

Paris, le 16 décembre 1828.

Monsieur,

Par la lettre que vous m'avez adressée le 22 du mois dernier, vous
vous plaignez de ce que M. le maire de Clermont-Ferrand a provisoi-
rement interdit le débit de votre Rob antisyphilitique dans cette ville,
et vous m'invitez à lever les entraves apportées à la libre distribution de
ce médicament.

J'ai déjà reconnu et je dois reconnaître encore que votre position parti-
.culière vous excepte des défenses générales qui existent contre le débit
des remèdes secrets. Cette exception est fondée, d'une part, sur l'arrêt
du Conseil en date du 12 septembre 1776, qui a autorisé la vente de votre
remède; de l'autre, sur le décret du 25 prairial an XIII, qui établit en
principe que l'art. 36 de la loi du 23 germinal an XI n'est pas applicable
aux remèdes précédemment autorisés. L'autorité administrative peut
seulement, en ce qui concerne votre remède, refuser son agrément à tel
·de vos dépositaires qui ne lui paraîtrait pas offrir des garanties néces-

saires, et que, dans ce cas même, elle devrait vous faire connaître sa détermination et vous inviter à en présenter un autre.

J'ai l'honneur d'être, monsieur, votre très-humble serviteur. Pour le ministre, le Conseiller d'État directeur,   C. DE BOISBERTRAND.

Ministère du commerce et des travaux publics. — 3e Division. — 4e Bureau. — Seine. — Remèdes secrets.

Paris, le 8 novembre 1831.

Monsieur,

J'ai reçu la lettre que vous m'avez adressée le 27 octobre dernier pour m'inviter à lever les obstacles apportés par M. le sous-préfet de Saint-Étienne à la libre distribution de votre Rob antisyphilitique.

D'après les motifs de tolérance rappelés dans la lettre que je vous ai écrite le 16 décembre 1828, dans une semblable occasion, je viens d'appuyer votre demande près de M. le préfet de la Loire.

Agréez, monsieur, l'assurance de ma parfaite considération. Le pair de France, ministre du commerce et des travaux publics,   C. D'ARGOUT.
A M. Boyveau-Laffecteur, 12, rue de Varennes, faubourg Saint-Germain.

Le Rob Boyveau-Laffecteur devient la propriété du docteur Giraudeau de Saint-Gervais, par acte notarié.

Le lundi trois octobre mil huit cent quarante-deux, heure de midi,
Par devant Me François-Philibert Dessaignes et son collègue, notaires, à Paris, soussignés, et en l'étude dudit Me Dessaignes,
Ont comparu M. Charles Boyveau, médecin, demeurant à Paris, rue de Varennes, n° 12;
Mademoiselle Julie-Zoé Boyveau, épouse judiciairement séparée, quant aux biens, de M. Frédéric-Daniel Vautier, ancien négociant, avec lequel elle demeure à Paris, rue du Four-Saint-Germain, n° 47;
M. Aristide Boyveau, fabricant de produits chimiques, demeurant à Paris, rue des Francs-Bourgeois-Saint-Michel, n° 8;
M. Pierre-Joseph Davin, employé aux musées royaux, et madame Octavie Boyveau, son épouse, qu'il autorise, avec laquelle il demeure à Paris, rue de la Rochefoucault, n° 23;
M. Davin, agissant au nom et comme mandataire de M. Asther-Alphonse Dupont, directeur des postes, et de madame Célestine Boyveau, son épouse, demeurant ensemble à Douai (Nord), en vertu d'une procuration dûment légalisée;
Et madame Eulalie Boyveau, demeurant à Passy, rue de la Montagne,

n° 8, épouse autorisée de M. Félix Lebreton, négociant, avec lequel elle demeure;

Lesquels ont, par ces présentes, déclaré qu'ils comparaissent pour faire procéder à l'adjudication du remède connu sous le nom de Rob antisyphilitique de Boyveau-Laffecteur, ainsi que des objets mobiliers, meubles et ustensiles servant à la fabrication de ce remède; le tout en vertu du procès-verbal d'enchères dressé à leur requête, suivant acte reçu par Mᵉ Dessaignes et son collègue, les trois, cinq et sept septembre mil huit cent quarante-deux, dont la minute précède.

Les parties ont requis ledit Mᵉ Dessaignes de procéder à ladite adjudication conformément au cahier d'enchères sus-énoncé et préalablement à la lecture de ce cahier d'enchères. Obtempérant à cette réquisition, ledit Mᵉ Dessaignes a procédé à la lecture du cahier d'enchères et de l'état des marchandises, et ensuite à l'adjudication, qui a eu lieu au profit de M. le docteur Giraudeau de Saint-Gervais, rue Richer, n° 6 *bis*, à Paris.

Lequel ici présent déclare accepter la déclaration de command présentement faite à son profit par M. Lebreton, et s'engage, au lieu et place de ce dernier, à payer le prix principal de ladite adjudication et à l'exécution de toutes les charges et conditions sous lesquelles cette adjudication a eu lieu, contenues au procès-verbal d'enchères dont la minute précède la lettre ministérielle; M. Giraudeau reconnaît qu'il lui a été remis toutes les pièces et le *secret* du remède dont il est parlé, sous la rubrique de l'entrée en jouissance.

Ledit *secret* déposé sous une enveloppe cachetée, sous le n° 11 des papiers appartenant à des tiers, inventoriés au domicile de Mᵉ Forqueray, prédécesseur de Mᵉ Dessaignes. La formule, remise à M. le docteur Giraudeau, de Saint-Gervais, avait été déposée sous enveloppe scellée de trois cachets et a pour suscription : — Déposé par moi Charles Boyveau soussigné, en exécution de l'art. 10 de l'acte de société fait entre ma mère et mes cohéritiers dans la succession de Pierre Boyveau, notre père, pour l'exploitation du remède connu sous le nom de Rob antisyphilitique. Paris, le 20 octobre 1828. Signé A.-C. Boyveau.

Ministère de l'agriculture et du commerce. — Direction du commerce intérieur, des manufactures et des établissements sanitaires. — Bureau sanitaire. — N° 33,951. — Remèdes secrets

Paris, le 17 septembre 1846.

Monsieur,

On n'a pas retrouvé dans mes bureaux la lettre du 31 mai 1825, à laquelle vous faites allusion dans celle que vous m'avez adressée en date du 8 de ce mois : au reste, des expressions à peu près semblables à celles que vous citez se trouvent dans plusieurs autres lettres qui ont été écrites, soit par mes prédécesseurs, soit par moi-même, à plusieurs pré-

fets, relativement au remède secret connu sous le nom deRob de Boyveau-Laffecteur. '

L'administration s'étant crue dans la nécessité de suspendre, provisoi-
rement, à l'égard de ce remède, l'application des dispositions du décret
du 18 août 1810, elle a pensé, en effet, qu'on pouvait tolérer la vente du
Rob de Laffecteur sous les conditions prescrites par le décret du 25 prairial an XIII; or, d'après l'art. 3 de ce décret, il fallait que le dépositaire
d'un remède secret autorisé fût agréé par le préfet du département, ou
par le maire de la ville dans laquelle le dépôt devait être établi. C'est
donc à M, le préfet de la Seine-Inférieure, ou à M. le maire de Rouen, que
vous devez vous adresser directement, pour faire agréer le sieur Esprit,
pharmacien à Rouen, comme dépositaire du Rob de Laffecteur, dont vous
êtes devenu propriétaire. J'ai, monsieur, l'honneur de vous saluer. Le
ministre de l'agriculture et du commerce, CUNIN-GRIDAINE. — A M. Giraudeau de Saint-Gervais, rue Richer, 6, Paris.

———

A Monsieur Giraudeau, Docteur en Médecine.

Rouen, le 19 octobre 1846.

Monsieur,

J'ai l'honneur de vous donner avis que je viens enfin de recevoir
l'autorisation de vendre votre Rob de Boyveau-Laffecteur, après avoir
écrit deux fois à M. le Préfet, afin d'obtenir cette autorisation. — Agréez,
etc.— Signé ESPRIT, pharmacien, rue Grand-Pont, nº 80, à Rouen.

Copie de l'autorisation. — Préfecture de la Seine Inférieure.

Nous, Pair de France, Conseiller d'état, Préfet de la Seine-Inférieure,
Grand-officier de la Légion d'honneur :

Vu le decret du 25 prairial an XIII (14 juin 1805) ;

La requête du Sieur Giraudeau de Saint-Gervais, tendant à obtenir
pour le sieur Esprit, pharmacien à Rouen, l'autorisation de tenir en dépôt
le Rob de Boyveau-Laffecteur ;

Une dépêche de M. le Ministre de l'agriculture et du commerce du 1er
octobre courant ;

Vu la proposition de M. le Maire de Rouen,

Autorisons le sieur Esprit à tenir le dépôt dont il s'agit, sous les conditions prescrites par le decret susnommé.

A Rouen, en l'hôtel de la Préfecture, le 14 octobre 1846.

CHAPITRE II.

DANGERS DES AFFECTIONS SYPHILITIQUES.

Guérir d'abord, discuter ensuite.

Après avoir fait une étude spéciale et approfondie de la maladie vénérienne, je me suis trouvé dans les circonstances les plus favorables pour traiter et guérir un grand nombre de malades atteints de cette affection. Ce sont les résultats de mes observations qui servent de base à l'ouvrage que je publie aujourd'hui. Soumis au précepte de mon épigraphe, ce n'est qu'après avoir bien étudié la marche de la syphilis et en avoir observé les phénomènes sous toutes les formes, que je me suis proposé de discuter les principaux systèmes admis par les médecins qui se sont fait une réputation justement acquise par les écrits qu'ils ont publiés sur ce genre d'affections ; de sorte que, pour appuyer les opinions que j'ai émises ou adoptées, j'aurai tout à la fois en ma faveur l'autorité des praticiens les plus célèbres et la leçon des faits empruntés à mon expérience.

L'emploi du mercure dans les maladies vénériennes a eu, dans tous les temps, les plus graves inconvénients ; et quoique les progrès de la médecine aient permis d'en modifier les propriétés et l'usage d'une infinité de manières, on n'est jamais certain de l'administrer sans accident. Cette réflexion, qui a dû attrister bien des médecins, m'a conduit à faire du traitement de la syphilis l'objet le plus sérieux et le plus assidu de mes recherches, dans la persuasion où j'étais qu'on devait trouver des moyens de guérir cette maladie sans faire usage d'aucune préparation mercurielle. J'ai obtenu à cet égard

les résultats les plus satisfaisants, et, durant quinze années d'une pratique étendue et justifiée par les succès, je n'ai pas employé un
atome de mercure ; ce qui m'autorise à me ranger parmi les médecins
français qui, les premiers, ont contribué à en faire rejeter l'usage.
Comme lorsqu'il s'agit de confier sa santé à un médecin que l'on ne
connaît pas personnellement, on ne peut pas s'entourer de trop de
précautions, nous conseillons aux malades qui veulent s'éclairer de
lire les ouvrages suivants publiés par le docteur Giraudeau de
Saint-Gervais :

Syphilis, poëme en deux chants, par BARTHÉLEMY, auteur de *Némésis*, du
   Fils de l'Homme, traducteur de *Virgile*, avec des notes, par le docteur
   GIRAUDEAU DE SAINT-GERVAIS.

Les journaux de médecine, tels que l'*Esculape* du 21 juin, la *Gazette
des médecins* du 22, la *Lancette*, gazette des hôpitaux, du 14 juillet,
l'*Hygie*, gazette de santé, du 5 juillet 1840, ont tous parlé avec éloge, et
cité de longs passages du poëme de Barthélemy, et, à l'instar de la presse
scientifique, les grands journaux se sont aussi empressés de payer à Barthélemy et au docteur Giraudeau de Saint-Gervais, qui a rédigé les notes
du poëme, la part d'éloges qui revient à chacun d'eux.

---

*Traité complet des maladies syphilitiques, des dartres et des accidents mer-
   curiels*, ou étude comparée de toutes les méthodes qui ont été mises
   en usage pour guérir ces affections ; suivi de réflexions pratiques sur
   les dangers du mercure et sur l'insuffisance des antiphlogistiques.
   1 vol. de 800 pages, avec le portrait de l'auteur, par Vigneron, 25 grav.
   coloriées. 2e édit. Prix : 6 fr. Par la poste, *franco*, 8 fr. Par GIRAUDEAU
   DE SAINT-GERVAIS, docteur-médecin de la Faculté de Paris, ex-interne
   des hôpitaux, ancien membre de l'École pratique, membre de la Société
   de géographie, de la Société de statistique universelle, de la Société pour
   l'instruction élémentaire, correspondant de la Société linnéenne de
   Bordeaux, membre de la Société des sciences physiques et chimiques
   de France, etc. — Rue Richer, 6, à Paris.

Chapitres principaux : Origine de la Syphilis, son principe. — De la
Génération chez l'homme et les animaux. — Maladies héréditaires. — De
l'Onanisme. — Divers modes de contagion. — Maladies primitives. Ecou-
lements, Flueurs blanches. Moyen de les guérir radicalement. — Ulcères
des membranes muqueuses chez l'homme et chez la femme, Végétations,
Excroissances. — Affections constitutionnelles ou invétérées. — Dartres,
Surdité, Ophthalmie, Boutons, Ephelides. — Chute des cheveux et des
dents, Goutte, Rhumatismes, Douleurs nocturnes. — Exostoses, Carie,
Névralgie, Nécrose, Hydrocèle, Hydropisie, Mélancolie, Apoplexie. — Du

Traitement mercuriel interne et externe, Frictions, Fumigations. — Salivation, Liqueur de Van-Swieten, etc. — Accidents causés par le mercure, tels que la Folie, l'Epilepsie, l'Hypochondrie, la Phthisie, le marasme. — Dangers des préparations d'or et d'iode. — Du traitement par les végétaux, règles pour leur administration. — Du Copahu et du Poivre cubèbe — Examen des moyens préservatifs. — De la Prostitution ancienne et moderne et de son état actuel dans Paris. — Recueil de cent cinquante Formules de remèdes antisyphilitiques les plus usités dans tous les pays.

Guide pratique pour l'étude et le traitement des maladies de la peau, par GIRAUDEAU DE SAINT-GERVAIS, docteur-médecin de la Faculté de Paris, ex-interne des hôpitaux, ancien membre de l'Ecole pratique. 1 vol. in-8° de 700 pages, avec portrait, et 5 planches gravées sur acier, représentant *trente-deux* sujets coloriés. Prix : 6 fr., et 8 fr., *franco*, sous bande, par la poste.

Coup d'œil sur les doctrines médicales : De la peau, considérée dans sa texture anatomique ; Précis historique des maladies de là peau ; De la classification des maladies de la peau ; Bases de la classification de Plenck (1776) ; de William (1798) ; de M. Alibert ; De l'Erysipèle, Rougeole, Scarlatine, Urticaire, Miliaire, Gales Scabiées, Variole, Vaccine, Mentagre, Prurigo, Elephantiasis des Grecs, Teinte bronzée de la peau, Albinisme et Vitiligo, Lupus. — L'auteur décrit ensuite, avec le plus grand soin, les Ulcères dartreux, variqueux, Cancers, Scrofules, Chute des cheveux et de la barbe ; et, après avoir cité les méthodes les plus en réputation, il indique le traitement qu'on doit suivre pour guérir les Syphilides, Eruptions, Contagion syphilitique ; Formulaire ; Table analytique détaillée ; Analyses et Comptes rendus, Traité des maladies syphilitiques, avec planches coloriées représentant les affections de la peau.

Dès 1837, et longtemps avant de publier les ouvrages que je viens d'indiquer, j'avais adressé un mémoire à l'honorable M. Pariset, et voici la réponse qu'il me fit :

Académie royale de Médecine. — Le secrétaire perpétuel de l'Académie royale de Médecine de Paris, à M. le docteur GIRAUDEAU DE SAINT-GERVAIS.

Monsieur et très-honoré confrère,

Je vous rends mille grâces pour la communication que vous m'avez bien voulu faire. Votre Mémoire sur le traitement des maladies syphilitiques m'a paru très-judicieux. Il est visible que le mal vénérien a changé de nature ; ou plutôt les organisations ont changé, et il est devenu nécessaire de substituer à l'ancien traitement une méthode mieux appropriée à l'état actuel des choses ; quelles que soient d'ailleurs ces mutations, si difficiles à comprendre, il suffit qu'elles soient démontrées par l'expérience, *et je crois fermement à tout ce que vous dites de la vôtre.* On juge comme vous en Angleterre ; et telle est mon estime pour le bon sens de ce pays, que vous seriez justifié à mes yeux par cette seule conformité de vues. J'ai été quinze jours fort indisposé, voilà la seule cause de mon retard, que je vous prie de pardonner. Soyez persuadé, Monsieur, que *personne n'honore plus que moi votre caractère et vos talents.*

Agréez, etc.   *Signé,* PARISET.

Extrait du poëme de Syphilis.

Depuis quelques années, le traitement des maladies syphilitiques étant plus rationnel, les symptômes en sont moins graves, surtout dans la pratique civile. Mais, dit avec vérité Barthélemy, dans son poëme de *Syphilis,*

> Pourtant ne croyez pas que l'impure furie
> Soit rentrée aux enfers, sa première patrie,
> Et que sans crainte on puisse affronter son courroux.
> Quoique ceux qu'elle atteint de ses funestes coups,
> Au sein des carrefours et des places publiques
> N'osent plus étaler leurs maux hyperboliques,
> Qu'ils dérobent leur peste aux rayons du soleil ;
> Si vous voulez revoir dans tout leur appareil
> Son cortége effrayant de hideux phénomènes,
> Entrez dans ces égouts des misères humaines,
> Dans ces grands lazarets où sur des lits ardents,
> Se tordent des douleurs qui font grincer les dents.
> Ah ! quelque préparé que soit votre courage,
> Si de ces lieux maudits vous tentez le passage,
> Quand, marchant pas à pas, de rideaux en rideaux,
> Vous verrez tour à tour soulever ces bandeaux,
> Ces linges purulents, ces flocons de charpie,
> Gonflés d'un sang noirâtre, et d'une humeur croupie ;
> Quand vous verrez à nu, sur les os et la chair,
> Les empreintes du mal, de la flamme et du fer ;
> Croyez-moi, vos genoux fléchiront d'épouvante,
> Vos yeux se terniront devant la mort vivante,
> Vos sens bouleversés éprouveront encor
> La poétique horreur qu'exprimait Fracastor.
> Oui, si vous voulez voir Syphilis en personne,
> Entrez dans cet empire où tout mortel frissonne :
> Là, comme dans la cuve où bouillonne le vin,
> On entend fermenter son putride levain ;

Sur les frêles tissus qui couvrent les viscères
On voit naître la mort et ramper les ulcères.
Oh ! qui pourrait compter, sur tant d'êtres souffrants,
Tant d'indicibles maux alignés sur deux rangs !
L'ingénieux fléau, dans son fécond caprice,
Assigné à chaque membre un différent supplice :
Tantôt l'humeur visqueuse, épanchée au dehors,
D'une sordide écaille enveloppe le corps ;
D'autres fois, elle teint en couleur purpurine
Les épaules, les bras, les flancs et la poitrine.
Les uns, en gémissant, étendront sur leurs lits
Des os exfoliés, cassants ou ramollis ;
D'autres vous montreront ces ulcères vivaces,
Qui gonflent des tumeurs ou percent des crevasses ;
Vous frémirez, surtout, en voyant leurs progrès
Sur l'informe appareil des organes secrets,
Déplorables débris, que recouvrent à peine
Quelques lambeaux de chair qu'oublia la gangrène,
Et qu'un homme, impassible à force d'être humain,
Sous le tranchant acier fera tomber demain.
Plus dignes de pitié, plus difformes encore,
Ceux qui, la face en proie au chancre carnivore,
Le miroir à la main, contemplent chaque jour
Leurs traits jadis si beaux, qu'idolâtrait l'amour !
Que l'amour vienne donc contempler ces ruines :
Ces noires cavités en place des narines,
Ces lèvres que laboure un sulfureux sillon,
Cette langue épaissie en forme de bâillon,
Ce front illuminé de pustules grossières,
Ces paupières sans yeux et ces yeux sans paupières ;
Désespérants tableaux, dont la réalité
S'imprime tellement dans l'œil épouvanté,
Que leur souvenir seul, leur image ternie,
En passant devant nous dans des nuits d'insomnie,
Leur simulacre en cire, ou leur pâle dessin,
Hérissent nos cheveux et glacent notre sein.

L'auteur de *Némésis* a peint en vers énergiques les dangers du mercure, et je ne puis résister au plaisir de les citer.

Non, l'art de soulager l'infirme créature
N'est pas un vil trafic fondé sur l'imposture ;
Chaque jour, en voyant le formidable essaim
Des maux que Syphilis déroule au médecin,
En face de la mort à moitié satisfaite,
L'homme de la science, intelligent prophète,
Sans craindre un démenti, d'un ton d'autorité,
A jour fixe et précis assigne la santé
Et ce jour, le malade, affranchi de souillure,
Se lève et prend son lit, comme dans l'Écriture :

Miracles du savoir, si soudains et si beaux,
Qu'il semble dire aux morts : Sortez de vos tombeaux.
Mais cet art, trop souvent esclave d'un système,
Combat l'excès du mal par un remède extrême,
Et, du métal liquide adorateur fervent,
L'infuse dans le corps qu'il tue, en le sauvant.
Malheur à qui réclame un tel auxiliaire !
Des feux de Syphilis, vengeur incendiaire,
Son dévorant poison, une fois introduit,
Deviendra plus mortel que le poison détruit ;
Tyran plus absolu que celui qu'il remplace,
Il enracinera son empire tenace
Dans la chair, dans le sang, dans les os du martyr,
Et nul pouvoir humain ne l'en fera sortir.
En vain dans le creuset de la noire chimie
On mitige avec soin sa substance ennemie,
En vain, vous le changez, pour tromper le soupçon,
En poussière impalpable, en limpide boisson ;
Quel que soit le mortier où votre art le triture,
Le rebelle métal conserve sa nature,
Et bientôt dépouillé de son masque changeant,
Reprend sa forme crue et coule en vif argent.
Puisse-t-il, circonscrit à des points limités,
N'atteindre que le buste et les extrémités !
Car, si vers les hauts lieux se frayant une route,
Du spongieux palais il assiégeait la voûte,
Il irait, à travers cette frêle cloison,
Jusque dans le cerveau détrôner la raison.
Cette scène manquait à mon lugubre drame.
La voilà ! maintenant, vous, dont la voix proclame
Ce puissant bienfaiteur que nous devons bénir,
En face d'Esquirol osez-le soutenir ;
Ses accablants témoins sont prêts à comparaître.
Interrogez encore Charenton et Bicêtre ;
De leurs hôtes hideux qu'y reçoit la pitié,
Vos malheureux clients font la grande moitié :
Tous ces êtres tombés au-dessous de la brute,
Ces forcenés, mordant les barreaux de leur hutte,
Ces idiots hagards, aux visages flétris,
Tous ces hommes souffrants, sont des hommes guéris.

De la contagion syphilitique.

La syphilis est une maladie contagieuse qui se communique par le contact médiat et immédiat.

Existe-t-il un virus vénérien? Je me suis prononcé pour l'affirmative, et l'examen de cette question me paraît d'autant plus important qu'il est essentiel de ne pas laisser ranger parmi les erreurs une vérité trop longtemps dogmatique, et que doivent perpétuer l'étude et l'expérience des praticiens éclairés et de bonne foi. Quant aux doctrines niant les virus, elles seront combattues un jour, même dans ce qu'elles enseignent d'utile, par des novateurs exclusifs, délaissant les vérités anciennes pour ne s'occuper que du triomphe de leur opinion, d'autant meilleure à leurs yeux qu'elle est plus nouvelle et plus excentrique.

Il existe des virus. Je vais essayer de le prouver.

Comparer deux choses entre elles et saisir leurs différences, c'est démontrer l'existence de l'une et de l'autre; aussi quelques explications sur la théorie des miasmes et des virus me conduiront-elles à déterminer d'une manière précise la différence qui les distingue.

On donne le nom de miasmes à des émanations délétères, vaporeuses, dont on ignore la nature, et qui peuvent se répandre dans l'atmosphère.

Les miasmes résultent de la combinaison diversement modifiée de tous les corps naturels, et varient selon les causes et les éléments qui se réunissent pour leur donner naissance. Le monde entier est le laboratoire où ils se forment; l'atmosphère en est le récipient. C'est principalement dans l'appareil respiratoire, et sans doute aussi dans le système cutané et les organes digestifs, que s'exerce leur fatale influence; d'où résultent la peste, la fièvre jaune, le typhus, le choléra, la scarlatine, la rougeole, etc.

Les miasmes sont un effet de tous les éléments délétères que la nature peut réunir pour les produire, et dont l'atmosphère est le véhicule.

Les virus, au contraire, sont dus à un principe animalisé.

Les virus, excepté celui de la rage, qui réagit aussi sur les systèmes nerveux et sanguin (ce qui tient peut-être à ce qu'il n'est introduit dans l'économie que par une solution de continuité avec effusion de sang), agissent plus généralement sur le système lymphatique; et les maladies qui en sont la suite, à l'exception du vaccin et de la variole, produisent ordinairement des effets consécutifs plus ou moins éloignés de l'invasion de la maladie, et tendent à la chronicité. Tels sont les virus de la gale, de la syphilis, des dartres, des scrofules.

La question de savoir quels sont les divers modes d'après lesquels la maladie vénérienne peut se communiquer est un point de controverse qui est bien loin d'être définitivement jugé. Selon Boërhaave, la syphilis se communique par la génération et par l'allaitement! Gardane et M. Bertin partagèrent cette opinion, et admettent en outre que la transmission peut s'opérer pendant le travail de l'enfantement, lorsque l'enfant, dont la peau est tendre et délicate, se trouve en contact avec les parties génitales infectées de gonorrhées ou d'ulcères vénériens. M. Bertin dit positivement, que les enfants nouveau-nés peuvent être affectés de catarrhes vénériens ayant leur siége au vagin, à l'urètre, à l'anus, aux yeux, au nez et aux oreilles, et qu'on ne doit regarder comme propres à caractériser la syphilis des nouveau-nés qu'un assez petit nombre de symptômes, qui, suivant lui, ont été multipliés à l'infini au détriment de la science. Bell a observé des cas où des enfants sont venus infectés de la maladie vénérienne, quoique chez le père et la mère aucun symptôme fâcheux ne se soit montré à l'extérieur. Le même auteur pense, ainsi que Boërhaave, que l'allaitement est aussi un moyen d'infection, ce qui peut arriver, dit-il, sans que la maladie se manifeste par des accidents locaux préalables, mais par l'infection du système entier. C'est aussi l'opinion de M. Cullerier.

« On a prétendu, dit M. Bertin, qu'une nourrice ne peut infecter l'enfant qu'elle allaite que lorsqu'elle présente sur le sein des symptômes contagieux, lorsque le sein est localement affecté, et, réciproquement, que l'enfant ne pouvait communiquer l'infection à sa nourrice que lorsque les lèvres ou l'intérieur de la bouche étaient affectés, *tandis que des observations exactes prouvent que la syphilis peut se communiquer par le lait et la salive, quand elle est très-invétérée.* Des enfants infectés et traités avantageusement, d'autres qui n'ont présenté aucun symptôme vénérien, ont été ensuite attaqués de dartres, de scrofules, de rachitis et de plusieurs autres maladies chroniques; » ce qui confirme l'opinion que j'ai admise concernant l'impression générale que reçoit l'organisme des infections vénériennes constitutionnelles. Swédiaur pense aussi que le virus peut être absorbé, porté dans la masse du sang, et procurer l'infection générale sans produire ni laisser aucune trace visible sur la surface du corps; d'où il conclut qu'on doit toujours avoir présent à l'esprit, dans la pratique, que l'absorption peut se faire sans que les parties extérieures offrent aucun symptôme ; qu'il est possible que la masse du sang soit

infectée avant que les effets du virus paraissent sur les parties génitales. Cette opinion, que je partage, est appuyée par de nombreuses
observations que j'aurai occasion de citer. Si les enfants nés de parents faibles et délicats apportent en naissant des dispositions à en
contracter la constitution débile; si on admet la transmission héréditaire de certaines maladies, pourquoi n'admettrait-on pas l'hérédité
de celles qui sont dues à une cause vénérienne? M. Boyer, parmi les
auteurs les plus modernes, est de l'avis des médecins qui adoptent la
transmission héréditaire de la syphilis. « Le père seul ou la mère
seule, dit-il, peut être malade au moment de la conception; le père
et la mère peuvent être malades tous deux à ce moment; la mère peut
devenir malade pendant la grossesse. Ils peuvent avoir des symptômes primitifs ou des symptômes consécutifs. Il n'y a aucun doute sur
le mode de transmission. »

On donne le nom de symptômes primitifs à tout phénomène ou
accident qui résulte de l'action immédiate ou locale du principe contagieux sur la partie qui en reçoit l'impression. Il y a deux espèces
de symptômes primitifs: les uns, particuliers aux organes de la génération, et qui sont le résultat du rapprochement naturel des sexes; les
autres, qui sont l'effet du contact d'une partie saine avec une partie
malade, soit qu'il s'agisse de symptômes acquis pendant l'accouchement où communiqués par l'allaitement, ou bien dus à la recherche
des plaisirs illicites, ou au contact du principe contagieux par l'intermédiaire d'un corps inerte; ce qui arrive fréquemment quand on
se sert de certaines peaux de baudruche qui ont déjà servi, quand
on boit après quelqu'un de malade, qu'on se sert du même rasoir, de
la même éponge, brosse à dents, etc.

Les accidents vénériens héréditaires et postérieurs à l'accouchement ne doivent pas être regardés comme primitifs, puisqu'il y aurait infection générale préexistante.

Il n'y a, suivant moi, que deux phénomènes ou deux modes primitifs d'action morbide de la maladie vénérienne dans les circonstances
ordinaires, la phlogose, ou inflammation de la muqueuse, et son ulcération: la première donnant lieu aux écoulements, la seconde aux
divers genres d'ulcères ou de chancres. Les autres phénomènes de la
syphilis qui en dépendent sont toujours secondaires ou consécutifs.
Quelques médecins ont prétendu que le bubon pouvait être primitif,
ce qui me paraît invraisemblable, et me porte à croire que, dans les
circonstances où l'on s'est cru fondé à établir cette opinion, la tuméfaction des glandes de l'aine pouvait dépendre d'une affection scrofuleuse, ou être la suite d'une ulcération inaperçue. Je crois aussi que
les ulcères vénériens qui viennent à la peau, sur la verge ou ailleurs,

ne sont que des phénomènes accidentels qui exigent, pour se développer, l'excoriation préalable de l'épiderme.

L'engorgement des testicules, celui de l'épididyme, les ulcérations du scrotum, les végétations qui surviennent aux parties génitales, à l'anus, en un mot tous les accidents qui se manifestent à la partie sous-pubienne et dans le voisinage des organes de la génération, sont ordinairement la suite des écoulements vénériens, traités par le copahu ou les injections. Les bubons, les maladies cutanées, celles qui affectent le système osseux, enfin toutes les affections consécutives, dites constitutionnelles, et qui se développent au-dessus du pubis, sont généralement un effet de l'ulcération ou du chancre, traité par le mercure ou l'iodure de potassium. Dans leur transition à l'état chronique, les premières ont une marche généralement plus rapide, et leur nature est d'être plus spécialement locales. Les secondes affectent une marche plus lente, sont plus longtemps à se développer, et affectent l'organisme d'une manière générale.

Il arrive quelquefois cependant que la phlogose muqueuse et l'inflammation glandulaire qui tiennent à une cause vénérienne produisent sur des parties éloignées une réaction qui donne lieu à des phénomènes identiques et concomitants. Enfin, en admettant deux sortes de symptômes vénériens consécutifs, on peut dire que les uns suivent de plus près l'état aigu de la maladie, que leur existence est plus locale et non spécifique, et que les autres qui se manifestent à une époque plus éloignée de l'infection vénérienne affectent l'organisme d'une manière plus générale, et ont plus de tendance à se constituer à l'état chronique. Les noms de symptômes secondaires dans le premier cas, et celui de symptômes constitutionnels dans le second, me serviront pour les désigner respectivement.

M. Desruelles a admis une distinction qui a de l'analogie avec celle que j'ai adoptée. « Ces modifications morbides sont locales, dit-il, tant que l'affection n'a agi que sur la partie où siége la maladie primitive; elles deviennent secondaires lorsque les parties voisines sont aussi influencées, et éloignées quand l'influence s'est répandue en franchissant les limites du foyer primitif. »

Les symptômes primitifs qui ne sont pas dus au rapprochement naturel des sexes n'affectent pas ordinairement les organes de la génération. S'ils viennent des baisers pris sur la vulve ou le pénis, c'est la surface interne des lèvres ou la langue qui en est le siége. Si, dans cet état, le malade baise lascivement sur la bouche une personne saine, ce sera également la langue ou une partie de l'intérieur de la bouche qui sera affectée. Dans l'un et l'autre cas, le symptôme primitif le plus ordinaire sera l'ulcération ou le chancre. La *stomatite,* ou phlogose de la bouche, peut aussi avoir lieu, mais beaucoup plus rarement. La syphilis, acquise de cette manière, ne se communique pas ordinairement aux organes sexuels, bien que cela puisse arriver; car je n'établis cette opinion que sur la probabilité que celui qui e-t atteint d'un ulcère à la bouche ne doit pas rechercher le contact des organes sexuels.

« Durant le cours d'une blennorrhagie, dit le docteur Favre dans son excellent Dictionnaire, où lorsqu'elle disparaît subitement, la peau se couvre parfois d'éruptions diverses. Le traitement, plus souvent que la blennorrhagie elle-même, cause ces éruptions; on sait, en effet, qu'elles succèdent à l'emploi du poivre cubèbe et des préparations térébenthinées; il en est de même des embarras gastriques et des autres irritations gastro-intestinales qui surviennent quelquefois. MM. Tanchou et Eguisier, dit le même auteur, ont observé dernièrement une inflammation sécrétoire de la muqueuse buccale, dont les symptômes avaient quelque analogie avec ceux d'une blennorrhagie; seulement la sécrétion, noyée dans un flux abondant de salive, n'avait pas l'aspect purulent des écoulements qui la caractérisent. Les aveux que fit la malade ne laissaient pas de doute sur l'origine de son mal. »

CHAPITRE III.

J'ai dit qu'il n'existe à l'égard des maladies vénériennes que deux modes d'affections essentiellement primitifs, l'inflammation et l'ulcération, l'une donnant lieu aux écoulements, l'autre aux divers genres d'ulcères auxquels est sujette la membrane muqueuse, principalement celle des organes sexuels.

Je vais exposer, dans un paragraphe particulier, les phénomènes qui dépendent de chacun de ces deux modes d'affection : le premier, sous le nom de phlogose ; le second, sous celui d'ulcération de la membrane muqueuse.

De la phlogose ou inflammation du gland (*Balanite*).

La phlogose du gland produit la maladie ordinairement accompagnée d'un écoulement qu'on appelle *fausse gonorrhée* ou *fausse blennorrhagie gonorrhée, chaude-pisse* ou *blennorrhagie bâtardes ;* on lui donne aujourd'hui le nom de *balanite* pour désigner l'irritation morbide ou la phlogose du gland. Cette maladie n'est pas toujours vénérienne, mais résulte souvent d'une disposition particulière du gland et du prépuce ; elle peut être plus ou moins intense et plus ou moins difficile à guérir, selon les rapports qui existent entre le prépuce et le gland.

La balanite présente des phénomènes différents, suivant qu'elle a lieu chez un individu dont le gland est habituellement découvert, ou entièrement recouvert et renfermé étroitement sous le prépuce. Elle est généralement plus douloureuse dans le premier cas, parce que le prépuce, retiré derrière le gland, produit une sorte d'étranglement de cette partie de la verge, étranglement qui devient plus intense à mesure que la phlogose, augmentant le développement du gland, tend à accroître les accidents et à rendre la partie malade extrêmement sensible.

Les personnes dont le gland est habituellement découvert ont cette partie plus volumineuse en général que celles qui sont organisées différemment. Dans le premier cas, l'érection suffit ordinairement pour produire le resserrement du gland par le prépuce, et plus les érections sont nombreuses, plus la balanite se manifeste fréquemment.

De la phlogose ou inflammation de l'urètre; ou blennorrhagie.

Cette espèce d'affection vénérienne est la plus ancienne et la première qui ait été observée; elle a été désignée sous le nom de *gonorrhée*, qui signifie écoulement de semence; sous ceux de *brûlure* et *chaude-pisse*, à cause de la douleur brûlante qui accompagne l'éjection des urines; sous celui de *blennorrhagie*, qui veut dire écoulement de mucosité, et, en dernier lieu, par le mot *urétrite*, pour indiquer l'état inflammatoire du canal de l'urètre[1].

Ce qui a fait naître des doutes sur l'identité de la contagion de la maladie, c'est l'observation qui a été faite de la guérison de la gonorrhée, sans avoir recours au traitement mercuriel, si longtemps regardé comme le seul moyen de guérir les autres accidents de la maladie vénérienne, et la différence que présentent leurs symptômes respectifs. La gonorrhée est, dit-on, une maladie locale qui infecte rarement l'habitude du corps, ce qui est vrai; mais, de ce que cela arrive rarement, on ne doit pas en conclure qu'elles ont une source différente. Les caractères qui les distinguent tiennent à la nature et au degré de l'altération organique produite par la contagion vénérienne.

« La vérole est, dit Bell, une maladie de la constitution qui ne se manifeste que quand le virus syphilitique a été absorbé par une partie quelconque de la surface du corps, le plus souvent par les organes de la génération; ce virus engendre alors des bubons, des ulcères de diverses parties, surtout dans le nez et la gorge, des douleurs et des gonflements des os, etc. La vérole s'annonce communément par un

____

(1) J'emploierai les mots gonorrhée et blennorrhagie indifféremment, pour désigner les écoulements vénériens, parce qu'ils sont encore généralement usités.

chancre ou par un petit ulcère situé sur quelque partie de la verge.
L'on convient généralement que la plus légère affection de ce genre
suffit pour infecter tout le système. »

Les écoulements primitifs de l'urètre viennent généralement à la
suite du coït et dépendent de plusieurs causes. On peut en être atteint
sans que la femme avec laquelle on a eu des liaisons soit infectée.
Je l'ai dit : les fleurs blanches, les approches de la menstruation ou de
l'accouchement, les ulcères au col de l'utérus peuvent produire des
écoulements. Sont-ils de la même nature que ceux par infection vénérienne? leur traitement doit-il être le même, et leurs conséquences
ne sont-elles pas plus graves dans un cas que dans l'autre? Lorsque la
maladie a un caractère contagieux, celui qui en a été atteint n'est point
à l'abri des effets consécutifs de l'infection syphilitique, et, dans ces
cas, on peut et on doit, à l'aide d'une médication convenable, modifier
l'organisme de manière à neutraliser l'influence ultérieure de cette
affection.

En toute occurrence, et même en cas de doute, il est utile de
prendre quelques bouteilles de Rob Boyveau, car ce remède étant
essentiellement dépuratif, et ne contenant pas de mercure, dissipe en
peu de temps les symptômes inflammatoires, et le malade sera à l'abri
de toute crainte pour l'avenir, d'autant plus que souvent les femmes
ignorent complétement la cause de leurs fleurs blanches. Car un mari
ou un amant prudents ne doivent jamais avouer leurs écarts dans
l'intérêt de leur repos futur.

Les écoulements vénériens chez l'homme proviennent d'une irritation de la membrane muqueuse de l'urètre; mais il est rare qu'elle
soit affectée au même degré dans toute son étendue. La phlogose urétrale peut se borner à la surface de cette membrane ou envahir toute
sa texture. L'intensité de la douleur qui accompagne cette affection
est en raison du siége et du degré de l'inflammation. La qualité irri-
tante des urines peut aussi la rendre plus aiguë, ce qui indique, dans
toutes les circonstances, l'utilité du régime adoucissant, et la nécessité d'éviter les boissons et les aliments échauffants.

Les parties de l'urètre les plus adhérentes au tissu érectile ou corps
caverneux, sont celles où la phlogose se manifeste le plus souvent et
avec le plus d'intensité, ce qui peut s'expliquer par l'exaltation vitale
de ces parties pendant l'érection, qui les rend plus susceptibles de la
contagion vénérienne.

La matière de l'écoulement varie en raison de la période et de l'intensité de la maladie. A son début, lorsque la phlogose est très-déve-
loppée, la matière qui s'écoule est séreuse et roussâtre, quelquefois
sanguinolente. Au bout de quelques jours, elle devient plus épaisse et

plus abondante, et prend une couleur d'un jaune verdâtre qui fait sur le linge des taches de la même couleur et plus foncées au centre qu'à la circonférence. Dans ce cas, les érections sont fréquentes et très-douloureuses. A mesure que l'inflammation se modère, la matière de l'écoulement change de nature et prend une couleur blanchâtre et lactescente ; elle présente ces derniers caractères dès l'invasion de la maladie, lorsque la phlogose vénérienne est modérée.

L'aspect verdâtre de l'écoulement n'est pas toujours le signe d'une phlegmasie intense. On l'observe quelquefois lorsque la maladie est bénigne, surtout lorsqu'elle est produite par une affection scrofuleuse ou dartreuse, etc. Les symptômes les plus caractéristiques de l'intensité de la phlogose urétrale sont la douleur ou la cuisson éprouvées en urinant, et les souffrances qui accompagnent l'érection et dépendent presque toujours de l'état morbide constituant la chaude-pisse cordée ou la phlébite.

Pour guérir promptement et radicalement les écoulements nouveaux ou anciens, il faut prendre de 2 à 6 bouteilles de Rob de Boyveau, en suivant le régime et l'instruction indiqués à la fin de cet ouvrage.

L'écoulement conserve quelquefois la consistance puriforme jusqu'au déclin de la maladie, et se tarit subitement; d'autres fois il devient plus liquide, comme séreux, et persiste plus ou moins longtemps, même après avoir employé des moyens plus ou moins rationnels. Dans ce cas, on doit avoir recours à quelques boîtes de *pralines Dariès* au cubèbe, ou aux capsules du docteur Human, dont le baume de copahu solidifié ne fatigue pas la constitution. J'indiquerai plus loin la méthode de traitement qui me réussit le mieux contre les écoulements rebelles.

On a longtemps regardé comme une affection de la même nature les divers états morbides qui constituent la maladie vénérienne, ou la syphilis proprement dite, et l'on avait raison.

Parmi le grand nombre d'auteurs qui admettent la même propriété d'infection dans l'écoulement vénérien et dans le chancre, Bell et Bosquillon, son traducteur, méritent particulièrement d'être cités.

Je crois aussi important de rapporter quelques passages du *Compendium* sur le même sujet.

Hufeland croit à l'identité de la gonorrhée et de la syphilis, parce que le même virus produit, chez un malade la gonorrhée, chez un autre la syphilis ; parce que la matière de la gonorrhée peut donner la syphilis, des ophthalmies vénériennes, des bubons, des chancres; qu'elle est traitée avec avantage par les mêmes agents médicamenteux que la vérole. Ce qui lui semble constituer les différences que l'on observe entre les deux maladies, c'est, d'une part, l'organisation particulière de la muqueuse de l'urètre, et, de l'autre, la présence de l'humeur sécrétée. Ces deux conditions pathologiques atténuent, rendent moins infectante la gonorrhée. Le virus blennorrhagique est comme enveloppé par la matière de la sécrétion muqueuse, et peut même être entièrement rejeté avec le produit de la sécrétion ; le virus chancreux, au contraire, est plus actif et plus corrosif. (*Gazette médicale*, août 1834.)

Du traitement de la gonorrhée récente.

La gonorrhée est le résultat le plus commun de la contagion vénérienne ; de graves et nombreux accidents pouvant en être la suite, son traitement exige une grande expérience et de sages précautions. Il ne suffit pas de faire cesser l'écoulement qui caractérise cette affection, il faut encore y procéder de manière à ne pas produire d'autres affections plus dangereuses que celles qu'on aurait cherché à guérir. C'est pourtant ce qui arrive journellement, et c'est la cause dont s'occupent le moins la plupart de ceux qui se livrent au traitement des maladies vénériennes, dont le but principal est d'arrêter tous les écoulements, sans avoir égard aux suites qui peuvent en résulter ; cela m'est démontré chaque jour par le grand nombre de malades qui viennent réclamer mes soins, après s'être fait traiter par quelqu'un de ces empiriques qui, confondant tous les états morbides que peut engendrer la contagion vénérienne, les traitent de la même manière, sans tenir compte des dispositions du malade ni du caractère particulier de la maladie.

Quand le malade est atteint d'un écoulement, quelle que soit la cause dont il provient, il devra prendre un bain, boire beaucoup d'eau sucrée ou de sirop d'orgeat, et commencer de suite l'emploi du rob antisyphilitique de Boyveau, suivant l'instruction qui est indiquée à la fin de l'ouvrage.

Quelques bouteilles suffisent pour une guérison prompte et radicale. Il faudra, en outre, observer le régime hygiénique tracé par l'instruction qui est à la fin de ce volume.

De la gonorrhée ancienne *(urétrite chronique)*.

On donne le nom de gonorrhée ou d'urétrite chronique aux écoulements dont la durée dépasse le terme ordinaire de la gonorrhée récente ou aiguë, qui est de deux mois au plus. Lorsque la maladie passe cette époque, on peut la regarder comme ayant une endance à se prolonger sans qu'on puisse en limiter le terme. Aban donnée à elle-même, la gonorrhée peut subir cette transformation : et cela arrive principalement lorsque les malades souffrent peu et qu'ils négligent de se faire traiter, ou bien lorsqu'ils délaissent leur traitement après l'avoir commencé, ainsi que cela est fort ordinaire une fois que les douleurs ont cessé d'être vives. L'emploi du baume de copahu sans traitement préalable, les injections faites à contre-temps, et surtout pendant qu'il existe encore de la douleur, peuvent non-seulement prolonger indéfiniment la gonorrhée, mais encore donner lieu aux accidents consécutifs qui ne se seraient pas développés, si, par l'effet d'un traitement bien dirigé, la guérison avait été radicale.

On attribue la disposition de cette maladie à se prolonger, à un état d'irritation ou de phlogose locale de la partie balanique et bulbeuse du canal de l'urètre, ou à une sécrétion vicieuse ou anormale de la membrane muqueuse urétrale. Elle peut dépendre aussi de la présence de petites ulcérations dans une partie du canal de l'urètre. Quand l'écoulement persiste après un traitement rationnel, il arrive ordinairement que l'érection, et surtout l'éjection du sperme, produisent de la douleur vers la partie du canal où réside l'affection morbide qui fournit la matière de l'écoulement. La détermination précise du point affecté est nécessaire pour obtenir la guérison des gonorrhées opiniâtres.

Lorsque la matière est tenace, gluante, et se dessèche au méat urinaire, on est autorisé à soupçonner que l'irritation occupe le bulbe, ou un point de la partie supérieure de l'urètre. Dans le cas où la partie inférieure ou balanique en est le siége, la matière de l'écoulement en est ordinairement plus claire; et lorsque la goutte fixée au méat urinaire est essuyée ou se détache, il s'en forme une autre peu de temps après. Quelquefois il ne reste, à la suite des gonorrhées opiniâtres ou mal traitées, qu'un suintement d'une humeur limpide et transparente toujours peu abondante. Les injections intempestives ou trop fréquentes sont la cause la plus générale de cette dernière espèce d'écoulement. Je crois aussi que la pression, trop souvent réitérée, qu'on est dans l'habitude d'exercer sur le gland pour provoquer l'expulsion de la matière, en est une cause principale.

Quand un écoulement est passé à l'état chronique, il faudra l'attaquer avec méthode pour le guérir rapidement et éviter les rétrécissements du canal. On devra prendre de quatre à huit bouteilles de Rob de Boyveau, suivant l'instruction qui termine cet ouvrage ; vers la sixième et septième bouteilles, si l'écoulement persistait encore, on aurait recours à quelques boîtes de pralines Dariès au cubèbe, ou aux capsules du docteur Human, au copahu solidifié, afin de ne pas fatiguer le canal intestinal, comme le fait le copahu pur ; par ce traitement rationnel on arrive plus promptement que par tout autre système à une guérison radicale, but final qu'un malade doit désirer.

Des flueurs blanches, ou leucorrhée.

Les parties sexuelles de la femme présentent une disposition anatomique qui donne à leurs maladies un caractère particulier ; aussi diffèrent-elles, à beaucoup d'égards, de celles qui affectent les organes sexuels de l'homme. Elles sont en général moins douloureuses et leurs suites ne sont pas aussi redoutables. L'appareil génital de la femme est moins compliqué ; le canal de l'urètre est plus court, et la membrane muqueuse ayant une plus grande surface, la phlogose ou inflammation s'y développe avec d'autant moins d'intensité qu'elle peut s'étendre sur un plus grand espace ou se fixer sur des parties différentes.

Lorsqu'un écoulement, chez la femme, dépend de la contagion vénérienne ou de toute autre cause, les accidents qui l'accompagnent varient, comme toutes les maladies, en raison de la situation de la sensibilité et des fonctions de la partie affectée, ou bien encore selon qu'un plus grand nombre de ces mêmes parties prend part à la phlogose, ou que toute la surface muqueuse génito-urinaire en est atteinte.

Il est d'autant plus nécessaire de traiter des flueurs blanches dans les livres consacrés à l'étude des maladies vénériennes, qu'il est souvent très-difficile de distinguer chez les femmes si l'écoulement est dû à la contagion ou à une cause étrangère. Quoique la méprise, ainsi que je l'ai dit plus haut, ne puisse pas être aujourd'hui très-préjudiciable par suite du traitement presque identique qui convient dans les deux maladies, et dont le mercure doit être à jamais exclu, il est néanmoins de la plus grande importance de pouvoir fixer son opinion sur ce point, dans le cas où la moralité et le bonheur des familles peuvent en dépendre.

Il est vrai qu'il est difficile de déterminer lorsqu'un écoulement est la suite d'une maladie communiquée. Il n'en est pas de même lorsqu'il s'agit de juger s'il n'est pas vénérien.

La connaissance des causes qui peuvent produire chez la femme un écoulement non vénérien est donc une chose digne du plus sérieux examen.

Les écoulements chroniques des femmes exigent toujours un traitement particulier ; ils n'ont une grande tendance à se perpétuer qu'en raison de l'étendue de surface que présente la membrane génito-urinaire, ce qui rend indispensable l'usage des moyens locaux propres à modifier l'état organique de cette membrane ; mais on ne doit attendre aucune guérison parfaite et exempte de toute suite fâcheuse, que lorsqu'on corrige, par des remèdes intérieurs sagement administrés, l'habitude constitutionnelle qui dispose à cette maladie ou en est la cause directe.

De tous les moyens préconisés pour guérir radicalement les flueurs blanches sans les répercuter, c'est l'emploi du Rob de Boyveau, qui, agissant comme agent dépuratif, guérit le plus radicalement la cause de cette maladie : voir l'instruction à la fin de ce guide pratique.

On peut aussi y joindre l'emploi de lotions ou de quelques injections, avec deux grammes d'extrait de saturne dans un litre d'eau.

La gonorrhée, traitée par le copahu sans en avoir détruit d'abord le principe contagieux, peut donner lieu à des accidents morbides qui, indépendamment des symptômes locaux qui lui sont propres, se développent pendant ou après la durée de cette affection, et par conséquent existent en même temps que cette affection, ou lui succèdent. Ces principaux symptômes ou phénomènes sont :

1° La tension et la rougeur du gland, et quelquefois la tuméfaction portée jusqu'à empêcher la liberté des mouvements du prépuce, et à occasionner soit un phimosis, soit un paraphimosis. L'inflammation du prépuce et les accidents qu'elle entraîne peuvent aussi être la suite de l'irritation que produit sur cette partie la matière de l'écoulement urétral.

2° Les douleurs qui de la verge se propagent aux aines occasionnent souvent le gonflement des glandes lymphatiques de cette région, et s'exaltent quelquefois jusqu'à produire un état inflammatoire capable de faire cesser tout à coup l'écoulement et de provoquer le développement et la suppuration rapide d'un bubon ; de sorte que l'adénite vénérienne, ou bubon, peut, dans certains cas, être produite par la gonorrhée ou la phlogose urétrale, bien que cet accident arrive beaucoup plus fréquement à la suite de l'ulcération ou d'un chancre de la membrane muqueuse sexuelle. Lorsque l'inflammation glandulaire marche plus lentement, l'écoulement en suit ordinairement les progrès, c'est-à-dire qu'il diminue ou cesse à mesure que l'engorgement s'accroît, et reparaît lorsque la résolution en est le terme.

3° Chez quelques individus les vaisseaux lymphatiques et la veine dorsale de la verge s'enflamment parfois, ce qui occasionne la rougeur et la tuméfaction de cet organe, et produit un état douloureux qui rend l'érection très-pénible.

Dans d'autres cas, l'inflammation s'étend de la membrane muqueuse urétrale aux tissus sous-jacents dont la tuméfaction empêche le canal de l'urètre de se distendre dans la proportion du développement que prend la verge pendant l'érection, d'où résulte la courbure de cet organe, ce qui constitue la chaude-pisse cordée.

4o La phlogose urétrale se propage assez souvent au cordon des vaisseaux spermatiques et à l'épididyme, et en produit le gonflement partiel ou total. Dans ce cas, le malade éprouve ordinairement un sentiment prononcé et fort incommode de lassitude dans la cuisse du côté malade. Un autre accident qui a lieu plus souvent encore, est l'engorgement inflammatoire du testicule, phénomène connu sous le nom de chaude-pisse tombée dans les bourses, et qui se distingue par la tension douloureuse et une vive sensibilité de l'organe affecté. Les écarts de régime, la marche forcée, l'équitation, l'exercice, les érections fréquentes, les bains froids, l'omission d'un suspensoir ou la gêne qu'il produit lorsqu'il est trop étroit, sont les principales causes de cette affection. L'inflammation peut se borner à un testicule, passer de l'un à l'autre ou les atteindre tous les deux, ce qui est fort rare à la vérité.

Les souffrances, ordinairement très-vives, occasionnent une forte fièvre et réclament une médication antiphlogistique très-active. Dans les cas les plus ordinaires, cette maladie se termine par résolution, du huitième au quinzième jour. Si les jeunes gens connaissaient tous les dangers des traitements répercussifs par le copahu, et tous les accidents qui tôt ou tard en sont les tristes conséquences, ils abandonneraient à jamais ces traitements qui ne font que les contenter momentanément en leur préparant des regrets éternels.

5o On a vu quelquefois tout l'appareil urinaire prendre part à l'inflammation vénérienne de l'urètre ; mais il arrive souvent que l'irritation ne dépasse pas le col de la vessie. Dans ce dernier cas, le besoin d'uriner se fait sentir subitement, et s'anonnce par une douleur vive et par la difficulté de retarder l'émission de l'urine. Lorsque l'inflammation du col de la vessie est plus intense, le besoin d'uriner devient plus fréquent ; l'urine ne coule que goutte à goutte et avec beaucoup de difficulté et de douleur. Enfin, il peut arriver que l'inflammation soit portée au point d'obstruer complétement le col de la vessie et de produire la rétention d'urine et tous les accidents qui peuvent la rendre mortelle.

6o Enfin, la phlogose vénérienne de l'urètre peut réagir aussi sur la plupart des organes et produire des douleurs articulaires, des rhumatismes, des irritations gastro-intestinales, gutturales, pulmonaires, oculaires, etc., etc. Il importe de remarquer qu'il n'est ici question que d'affections concomitantes, liées à l'état récent de la maladie, et qu'on doit distinguer des affections qui sont la suite tardive des symptômes vénériens réputés essentiellement syphilitiques.

Chaque fois qu'un des symptômes ci-dessus indiqués se montre, le plus souvent il y a un peu de fièvre. Le malade doit faire diète, ou peu manger, prendre quelques bains, et boire quelques tisanes adoucissantes, ou des sirops de gomme ou de guimauve. Il faut aussi commencer l'emploi du Rob de Boyveau à petites doses, afin de neutraliser le principe de la maladie; quand l'irritation sera passée, on pourra suivre le régime et l'instruction tracée à la fin de cet ouvrage.

7° *Le rétrécissement du canal de l'urètre* est dû à une autre forme d'altération chronique. Il peut exister sans écoulement, bien que la membrane muqueuse soit altérée dans sa texture. Elle devient quelquefois fongueuse, ou s'épaissit avec induration; d'autres fois c'est le tissu cellulaire sous-jacent qui est dans un état d'induration, ce qui produit aussi le rétrécissement sans que la muqueuse urétrale soit malade. Ces divers états morbides peuvent se manifester sur une ou plusieurs parties de l'urètre. L'ulcération, qui est un accident assez rare, peut de même donner lieu au rétrécissement de ce canal. Le spasme le produit aussi quelquefois, et de manière, dans certains cas, à ne permettre que difficilement ou à rendre même impossible l'introduction de la plus petite sonde. L'émission de l'urine, souvent difficile, est par moment impossible, ou le filet en est extrêmement mince.

Les accidents qui dépendent du spasme ont une marche plus irrégulière que ceux qui résultent d'un autre mode d'affection de la muqueuse urétrale, et les anomalies qu'ils présentent sont moins subordonnées aux causes accidentelles et aux écarts de régime que les rétrécissements qui sont dus à l'irritation ou à une altération de texture de la membrane muqueuse. Le spasme urétral ne s'oppose parfois que faiblement à l'émission de l'urine, et les malades n'en sont que peu incommodés. Le rétrécissement du canal de l'urètre s'opère toujours lentement et sans que les malades le soupçonnent. Lorsqu'à la suite de quelques excès, l'écoulement se reproduit, ce qui indique que le rétrécissement est en voie de se développer, ils s'imaginent, ou qu'ils sont atteints d'une nouvelle gonorrhée, ou qu'ils ont été mal guéris de la première. Cet état doit être pour le malade le motif d'une grande réserve et d'une vive sollicitude, et pour le médecin le sujet d'une attention particulière.

Pour remédier aux rétrécissements du canal il faut d'abord neutra-

liser le principe de la maladie qui les a occasionnés, en prenant quatre
à six bouteilles de Rob de Boyveau. Ensuite on pourra employer quelques bougies ordinaires, ou les bougies médicales selon mes pres-
criptions. Cela dispensera le malade d'avoir recours à la cautérisation,
qui est toujours une opération grave, et souvent fort dangereuse,
puisque l'impuissance ou l'incontinence d'urine en sont souvent les
suites. Tandis que l'emploi du Rob de Boyveau guérit sans aucun
inconvénient.

8° *L'incontinence d'urine* est un des accidents les plus ordinaires
du rétrécissement du canal de l'urètre. Plus la difficulté d'uriner s'accroît, plus le col de la vessie perd la faculté de résister à l'expulsion
de l'urine, et il arrive un moment où ce liquide n'étant plus retenu
que par l'obstacle qui forme le rétrécissement, il s'écoule goutte à
goutte et involontairement à mesure qu'il tombe dans la vessie. L'incontinence ne se manifeste jamais que lorsque le rétrécissement est
arrivé au point d'oblitérer tout à fait le canal. La rétention d'urine,
au contraire, est due beaucoup moins souvent au rétrécissement de
l'urètre qu'aux diverses causes qui peuvent exalter l'inflammation urétrale, ce qui la rend susceptible de se déclarer à toutes les époques de
la maladie, et avant que le rétrécissement ait fait de grands progrès.

On se sert de plusieurs dénominations pour caractériser les maladies des voies urinaires.

9° On nomme *ischurie*, ou rétention, l'absence complète d'excrétion ; *dysurie*, l'excrétion difficile de l'urine ; *strangurie* ou *urodynie*,
la sortie douloureuse de l'urine; *diabète*, son excrétion extrêmement
abondante avec ou sans sucre; *hématurie*, le pissement de sang; *piu-
rie*, l'urine purulente ; *urine glaireuse*, celle qui est chargée de mucosités ; et *phosphorée*, certains cas curieux d'excrétion urinaire phos-
phorescente. Ces maladies s'observent rarement dans l'enfance.

La rétention d'urine est toujours une maladie extrêmement grave,
en raison de l'inflammation de la vessie, qui en est la suite inévitable
et qui se manifeste d'autant plus promptement que cet organe est déjà
dans un état d'irritation habituelle, ce qui doit porter les malades à
employer tous les moyens qui peuvent s'opposer au développement
de cet accident, et à réclamer, dès qu'ils en sont menacés, les secours
d'un médecin instruit.

10° *Les maladies de la prostate* diffèrent selon le degré d'inflammation dont elle a été le siége. L'inflammation aiguë de cette glande peut
en amener la suppuration et quelquefois la destruction plus ou moins
complète ; dans ce cas les urines sont toujours purulentes. Il arrive
plus généralement que la prostate subit l'impression d'une irritation
moins active dont les effets marchent lentement, et [qui, au lieu de

produire la suppuration, en détermine la tuméfaction et l'engorgement chronique. Cet état morbide se développe, en général, si lentement, que son origine peut remonter à l'époque de la jeunesse, bien
qu'il n'ait été observé qu'à un certain âge ; aussi les jeunes gens n'y
sont que rarement exposés, tandis que c'est une affection qu'on rencontre fréquemment chez les vieillards. L'induration de la prostate
présente une tumeur plus dure et plus facile à juger par le toucher
que dans l'état aigu. La douleur est à peine sentie, le malade est sans
fièvre, et les envies d'uriner sont beaucoup moins fréquentes. Cette
affection fait éprouver à la marge de l'anus le sentiment d'un poids
incommode qui provoque sans cesse, et sans en avoir besoin, le désir
d'aller à la garde-robe. L'urine est alors filante, glaireuse, et adhère
fortement au fond du vase.

L'engorgement de la prostate modifie la sécrétion du sperme et devient un obstacle à l'éjaculation. Dans l'acte vénérien, la semence
passe dans la vessie, ou bien elle reste momentanément derrière le
rétrécissement et ne sort que quand l'érection a cessé, ce qui est une
cause d'impuissance. Chez les malades atteints de cette affection, la
tension de la verge est toujours plus ou moins douloureuse, et souvent ils rendent du sang par cette voie. Dans quelques circonstances
où la maladie est portée au plus haut degré, il peut s'établir des fistules
urinaires, qui alors sont fort dangereuses ; la vessie, les uretères, les
reins peuvent aussi prendre part aux accidents qui sont la suite des
altérations de la prostate. Mais tout ce qui se rattache aux maladies
des voies urinaires appartenant plus spécialement aux ouvrages qui
traitent de cette matière, je ne juge pas à propos d'en parler ici.

Pour remédier aux incontinences d'urine et aux maladies de la vessie et de la prostate, il faut prendre de quatre à six bouteilles de
Rob de Boyveau, et suivre un régime hygiénique sévère, comme
l'indique l'instruction générale du Rob qui est placée à la fin de cet
ouvrage.

CHAPITRE IV.

DES CHANCRES OU ULCÈRES PRIMITIFS.

L'ulcération vénérienne commence par un point très-limité de la surface muqueuse, et ce point me paraît être une de ses papilles sécrétoires ou follicules muqueux. On voit, en effet, se développer une petite élévation boutonneuse ou une sorte de papule qui, lorsqu'elle a atteint la grosseur d'une tête d'épingle, fait éprouver un léger prurit, se déchire et donne issue à un peu de matière roussâtre et limpide. Alors le bouton s'affaisse, l'érosion fait des progrès, l'ulcère s'élargit et se creuse, et ses bords acquièrent de la dureté. Ces accidents, joints à la nature grisâtre, visqueuse et peu abondante de la matière qui résulte de cette espèce de suppuration, sont les signes les plus ordinaires du chancre vénérien. Pendant les premiers jours du développement de cette affection, le prurit continue, le malade souffre peu, mais ensuite une chaleur plus ou moins brûlante se fait sentir et cause parfois une douleur extrêmement vive, de même qu'il peut arriver que l'ulcère, arrivé à un certain degré, reste stationnaire et soit indolent.

L'ulcération vénérienne peut se présenter sous un aspect morbide qui diffère de celui dont je viens de parler, c'est l'excoriation. Ce mode d'affection, au lieu d'agir sur un point de surface plus limité et de produire une érosion qui s'étend en profondeur, se manifeste toujours sur une partie beaucoup plus étendue, et ne fait de progrès qu'à la superficie. La manière dont se forme l'excoriation n'est pas la même que celle qui détermine le chancre; elle paraît avoir lieu lorsque préalablement la membrane muqueuse se trouve ramollie ou est dénudée de la pellicule épidermoïque qui la recouvre habituellement; l'excoriation est quelquefois douloureuse; mais elle se guérit généralement avec beaucoup de facilité, souvent même spontanément. Les soins de propreté et les lotions mucilagineuses suffisent ordinairement.

Les ulcères auxquels on a donné le nom de chancres bénins sont d'autant plus difficiles à guérir, que leur surface est plus terne, leurs bords plus durs, et qu'aucune douleur ne les accompagne. On doit se proposer, dans ce cas, de les exciter de manière à rubéfier leur surface et à favoriser le développement des bourgeons charnus qui précèdent toujours une bonne cicatrisation. Mais, s'il existe des ulcères peu douloureux et qui puissent sans danger rester stationnaires plus ou moins longtemps, il en est d'autres, auxquels on a donné le nom de malins, rongeants, phagédéniques, serpigineux, qui sont extrêmement douloureux, marchent avec rapidité, et dont il est souvent difficile d'arrêter les progrès. L'érosion s'en fait plus généralement en largeur qu'en profondeur; cependant elle peut avoir lieu dans les deux sens; elle s'opère circulairement ou bien elle agit latéralement et dans une direction inégale, de manière à permettre la cicatrisation d'une partie de l'ulcère à mesure que la maladie s'étend d'un autre côté. D'autres fois l'ulcération agit en profondeur, corrode les parties voisines, arrive jusqu'aux os et en produit la carie. La douleur qui l'accompagne est vive, brûlante et continuelle; les bords de l'ulcère sont alors durs ou saignants, à surface terne, livide, ou à lambeaux décollés. L'ulcération prend aussi quelquefois un caractère gangréneux; la tendance à cette transformation se manifeste par un engorgement accompagné de rougeur et de chaleur, et qui se projette sans limite déterminée sur les parties voisines; circonstance qui, dans une infinité de cas, contre-indique les opérations chirurgicales qu'on pourrait alors tenter pour sauver les malades, et rend surtout impraticable l'amputation partielle ou totale de la verge lorsqu'elle est le siége de ce genre d'ulcères. J'aurai occasion d'ajouter plus loin quelques détails sur la nature et le caractère spécial de chaque espèce d'ulcère, et d'indiquer les modifications que peut exiger leur traitement respectif.

Les parties du système muqueux susceptibles d'être le plus communément affectées d'ulcérations vénériennes, et dont je parlerai dans l'ordre suivant, sont : 1° le prépuce et le filet; 2° le gland; 3° l'urètre; 4° la membrane génito-urinaire de la femme; 5° la muqueuse nasale; 6° la muqueuse buccale; 7° la conjonctive ou la muqueuse de l'œil; 8° le conduit auditif externe; 9° enfin, la muqueuse du rectum.

Quand il y a eu contact syphilitique, quel que soit le point où se déclare la maladie, le traitement est le même. Il faudra commencer de suite l'emploi du Rob de Boyveau, et le continuer jusqu'à cessation complète des symptômes. Cette méthode de traitement est la seule sans mercure, dont les effets soient authentiques, et attestés par une longue suite d'années. Aussi peut-on suivre ce traitement avec toute confiance, tandis que par l'emploi des méthodes mercurielles la maladie s'aggrave souvent, et des accidents généraux viennent le plus souvent compliquer les symptômes primitifs. Voyez l'instruction pour les doses et le régime hygiénique à la fin de ce guide pratique.

Ulcères du prépuce.

L'ulcération du prépuce affecte le plus ordinairement sa surface interne. La peau qui le recouvre peut aussi en être atteinte; mais je ne parlerai dans ce chapitre que de l'ulcération de la surface muqueuse du prépuce; celle de la partie tégumenteuse devant être examinée dans le chapitre suivant, consacré à l'examen des ulcères vénériens primitifs qui affectent le système cutané.

Toutes les parties de la surface interne du prépuce peuvent offrir des ulcères vénériens; mais on les observe le plus ordinairement au pourtour de son ouverture et sur le filet, parties qui, en raison de leur disposition, sont plus exposées que les autres à la contagion, principalement chez les individus dont le gland est habituellement recouvert. L'ulcération prend, dans ce cas, une forme allongée et parallèle aux rides qui bordent l'entrée du prépuce, bien que les chancres de cette partie puissent rendre aussi la forme ordinaire à ceux qui se développent sur d'autres points. Les chancres du prépuce sont d'autant plus douloureux que le tiraillement en est provoqué par les érections ou par les tentatives faites pour découvrir le gland.

Les ulcères du prépuce occasionnent fréquemment l'engorgement des glandes de l'aine et produisent les bubons.

Pour remédier à cet état, il faut panser l'ulcère avec du cérat opiacé, et baigner le prépuce dans de l'eau de guimauve. On commence de suite l'emploi du Rob de Boyveau, en suivant les conseils tracés à la fin du volume.

Ulcérations du gland.

Ces ulcérations sont moins fréquentes que celles du prépuce, et lorsque les premières apparaissent, c'est principalement à la couronne ou

à la base de cet organe, ou bien à l'orifice du méat urinaire qu'elles
se fixent. On peut aussi les observer sur le corps du gland ; mais
alors c'est sous forme d'excoriation qu'elles se manifestent le plus
communément ; dans ce cas, le gland peut être excorié et dépouillé
de son épiderme dans toute sa surface sans qu'il en résulte d'accidents graves ; la guérison en est facile, et souvent même elle a lieu
d'une manière spontanée, ce qui a fait regarder ce genre d'affection
comme n'étant pas dû au même principe contagieux que celui qui détermine les chancres ordinaires.

Si les choses se passent sans accidents dans les simples excoriations
du gland, il n'en est pas de même lorsque l'ulcère pénètre dans son
épaisseur. Les chancres du gland présentent ordinairement une surface rouge, granulée et inégale, et leurs bords mous étant découpés
d'une manière irrégulière, leur guérison en est rendue moins prompte
et moins facile. Quand l'irritation s'affaiblit, l'ulcère cesse d'être
rouge, sa surface se couvre d'une couche visqueuse, terne et grisâtre, il devient moins douloureux et peut rester longtemps stationnaire ; circonstance que je regarde comme étant propre à favoriser
l'infection générale et à produire ultérieurement les accidents consécutifs de la syphilis, même après la guérison de l'ulcère, si on ne l'a
obtenue que par des remèdes locaux.

Même traitement que pour l'ulcération du prépuce indiquée ci-dessus, ce qui infirmerait l'opinion des médecins qui pensent que les
chancres vénériens ne guérissent jamais seuls. Mais la guérison, survenue de cette manière, peut-elle être regardée comme radicale et
exempte de toute affection consécutive ? Le doute peut être permis
sur ce point ; j'avoue que l'engorgement du cordon spermatique et
la dartre survenue à la cuisse me paraissent devoir être attribués à
l'infection vénérienne, et je crois que toute guérison d'ulcères vénériens, spontanée ou obtenue par des moyens simplement locaux,
peut être suivie tôt ou tard des maladies provenant des modifications
que l'organisme est susceptible de recevoir de la contagion syphilitique.

Ulcérations de l'urètre.

On a cru longtemps que dans les gonorrhées la matière de l'écoulement était le résultat de l'ulcération d'une partie plus ou moins étendue du canal de l'urètre ; on sait aujourd'hui qu'elle est le produit
de la phlogose de la membrane muqueuse urétrale. Néanmoins, des
ulcères peuvent affecter cette même membrane ; mais ils sont rarement primitifs, et lorsqu'ils se développent sous cet aspect et sont

4

vénériens, il est probable qu'ils se manifestent seulement à l'entrée du canal de l'urètre. Si les ulcères primitifs dus à la contagion vénérienne sont rares, il n'en est pas de même de ceux qui sont consécutifs. Ils peuvent être le résultat de l'inflammation chronique de la muqueuse urétrale, quelquefois aussi ils dépendent de petits phlegmons qui se forment sous cette membrane et qui s'ouvrent dans l'intérieur du canal, et plus souvent encore ils résultent des blessures faites par des sondes introduites dans l'urètre.

Les signes principaux auxquels on reconnaît les ulcères de l'urètre sont l'écoulement de mucosités purulentes mêlées de sang, la douleur plus ou moins vive que les malades éprouvent en urinant, pendant l'éjaculation du sperme, ou par la pression exercée sur le point ulcéré et l'introduction des sondes ou des bougies. Toutefois on ne doit pas perdre de vue que ces divers accidents, excepté la nature de l'écoulement, peuvent exister comme signes d'un de ces points d'irritation qui succèdent quelquefois à la guérison des gonorrhées, et deviennent souvent une cause de rétrécissements de l'urètre.

La cicatrisation des ulcères de l'urètre peut donner lieu à des brides qui se développent en sens divers, c'est-à-dire d'une manière circulaire, transversale, oblique, longitudinale, et produisent des rétrécissements à cloisons plus ou moins inégales et qui diffèrent essentiellement de ceux qui proviennent de l'épaississement de la membrane muqueuse, où le diamètre du canal est ordinairement rétréci d'une manière égale et uniforme.

Les ulcérations de l'urètre réclament le traitement entier de douze bouteilles de Rob de Boyveau, car il est fort important de neutraliser complétement le germe syphilitique. Il faut en outre avoir recours soit aux bougies, soit à quelques injections astringentes selon la nature des symptômes qu'on veut combattre, etsuivre exactement les conseils généraux qui sont tracés aux dernières pages de cette instruction.

Des ulcérations chez la femme.

Tous les points de la surface muqueuse des organes sexuels de la femme peuvent être le siége des ulcérations ; mais elles se manifestent de préférence à l'entrée du vagin ou vers l'orifice de la matrice ; il semble que la sensibilité plus vive de ces parties les prédispose au développement de l'irritation produite, soit par la contagion vénérienne, soit par les excès du coït ou toute autre cause. Les u'cères du vagin sont moins douloureux et moins graves en général que ceux qui affectent la membrane génito-urinaire de l'homme. Toutefois,

ceux qui ont leur siége à la fourchette sont ordinairement difficiles
à guérir et causent beaucoup de douleurs par suite de l'irritation
que la marche y produit, et de la compression qu'ils éprouvent
lorsque la malade est assise. Il arrive assez ordinairement que l'en_
trée du vagin se trouve rétrécie par l'engorgement des grandes et des
petites lèvres. On voit quelquefois aussi une tumeur se développer
sur une des parties de l'entrée vaginale, et principalement sur l'une
des grandes lèvres; cette tumeur, qui abcède promptement si on n'y
remédie pas à temps, a lieu ordinairement à la suite d'un ulcère qui
affecte la même partie. Dans cet état, la femme ne peut se livrer au
coït sans de vives souffrances, et l'émission de l'urine devient douloureuse par son contact avec les surfaces ulcérées.

Les ulcérations vaginales prennent quelquefois un caractère dartreux et serpigineux, et produisent des accidents très-graves. Des ulcères fistuleux, suivis d'un épanchement d'urine dans le vagin, ou la
perforation du rectum, suivie du passage des matières stercorales
dans le même canal, sont des accidents possibles, et dont la gravité
impose au malade et au médecin des soins dont la rapidité est indispensable et l'opportunité manifeste pour prévenir des résultats
aussi fâcheux.

La matière des écoulements chez les femmes, soit qu'elle provienne
de l'inflammation de la membrane muqueuse, ou de la suppuration
fournie par les ulcères qui peuvent exister à sa surface, vient ordinairement s'accumuler à la partie postérieure du vagin, d'où elle se
répand autour de l'anus et sur les parties environnantes, où elle devient le principe des pustules, des ulcères, des rhagades et des autres espèces de végétations, principalement chez les femmes qui n'ont
pas une grande propreté.

Le traitement des symptômes ci-dessus indiqués consiste à prescrire
aux femmes l'emploi prolongé du Rob de Boyveau, en le donnant d'a-
bord à petites doses, et en continuant jusqu'à ce que la maladie soit
guérie. On peut, en outre, sans inconvénient chez les dames, avoir
recours à quelques injections astringentes, ou à l'emploi du cérat
opiacé, ou de quelques cautérisations avec le nitrate d'argent. Voir
l'instruction générale aux dernières feuilles de cet ouvrage.

De l'ulcération de la membrane nasale.

L'inflammation chronique de la muqueuse nasale peut occasionner
l'ulcération de cette membrane; mais il arrive souvent aussi qu'elle
est ulcérée par suite, soit de la névrose, soit de la périostose des os
qui composent l'appareil olfactif, ce qui a lieu principalement dans le

cas d'infection syphilitique; les ulcères des fosses nasales fournissent ordinairement du pus ou une matière claire, roussâtre, ichoreuse, plus ou moins sanguinolente, et quelquefois aussi épaisse et d'une couleur verdâtre toujours très-fétide. La puanteur des exhalaisons nasales peut dépendre également de l'inflammation chronique de la membrane pituitaire. On range aussi parmi les causes de l'ozène l'altération et le séjour des mucosités retenues dans les anfractuosités olfactives, comme cela arrive lorsque la maladie a son siége dans le sinus maxillaire.

Cette affection est malheureusement très-commune chez ceux qui ont eu recours au mercure, car ce métal a la funeste propriété de ramollir la substance osseuse. Pour prévenir la carie des os, et l'affaissement du nez, par la chute de la cloison qui entraîne toujours la perte de l'odorat, il faut prendre de 6 à 12 bouteilles de Rob de Boyveau, et introduire dans les narines du cérat saturné ou opiacé, avec des mèches de charpie. Voir l'instruction à la fin de ce volume.

Ulcérations des paupières.

Lorsque la membrane muqueuse du globe de l'œil est atteinte d'une inflammation vénérienne violente ou qui dure depuis longtemps, il s'y forme ordinairement des ulcères qui, en se cicatrisant, altèrent la transparence de la cornée et peuvent troubler plus ou moins la vue. Lorsqu'ils affectent le bord libre des paupières, ils entraînent la chute des cils, qui ne repoussent que lorsque leurs bulbes n'ont pas été détruits entièrement. Ceux qui se manifestent à la face interne des paupières en provoquent sur le globe de l'œil, ce qui peut avoir lieu réciproquement par le contact de la partie ulcérée avec une partie saine, d'où peuvent résulter des adhérences qui fixent l'œil à la paupière et gênent leurs mouvements respectifs. J'ai vu un malade chez lequel ce résultat tenait l'œil dans une sorte d'immobilité semblable à celle qu'on observe chez les individus qui ont un œil de verre. Les ulcères de la conjonctive peuvent devenir dartreux, ronger successivement les diverses parties de l'œil et entraîner la perte totale de cet organe.

Quand une irritation des paupières se développe par suite d'une gonorrhée ou d'une ulcération syphilitique, que cette affection est persistante et devient chronique, on peut affirmer sans crainte que la cause en est vénérienne. Alors il faut se hâter de recourir à l'emploi du Rob de Boyveau, selon qu'il est indiqué aux dernières pages de ce volume, et panser les yeux avec quelques collyres astringents, tels que de l'eau de roses 100 grammes, et 25 centigrammes de sulfate de zinc, ou bien encore recourir à l'emploi de la pommade de Régent.

Des ulcérations du conduit auditif extérieur.

Le conduit extérieur de l'oreille peut être le siége d'ulcères vénériens ordinairement simples, mais qui parfois néanmoins se compliquent d'une inflammation qui s'étend à la membrane et à la caisse du tympan, produit des exfoliations, désorganise l'appareil auditif et donne lieu à des écoulemens habituels, ordinairement suivis d'une surdité plus ou moins complète. L'ulcère prend quelquefois un caractère rongeant et porte ses ravages sur le pavillon auriculaire, qu'il détruit en plus ou moins grande partie. Ainsi la surdité provenant d'une cause vénérienne peut se manifester de trois manières : 1° par suite de la phlogose primitive des trompes d'Eustache de l'oreille interne ; 2° lorsque des ulcères de la partie intérieure de la bouche déterminent secondairement la désorganisation des parties essentielles à l'audition ; 3° lorsque le désordre des organes de l'ouïe provient d'une ulcération du conduit auditif externe.

Quand la dureté de l'ouïe est la suite d'une affection syphilitique, on est assuré de se guérir en faisant usage du Rob de Boyveau, deux ou trois saisons de suite, au printemps et à l'automne. Il faut recourir au traitement entre 12 à 15 bouteilles. Il faut en outre prendre des fumigations aromatiques dont on dirige la vapeur dans l'oreille au moyen d'un entonnoir.

Des ulcérations de l'anus et de l'intérieur du rectum.

Les ulcérations vénériennes peuvent, chez tous les individus, affecter la marge de l'anus et le rectum, mais elles sont généralement plus communes chez les femmes publiques. Quelques auteurs prétendent que ce genre d'ulcères est toujours précédé d'une inflammation de la membrane muqueuse, et qu'il succède surtout à son état chronique ; mais je suis porté à croire que ces mêmes ulcères peuvent être primitifs dans certains cas, et cela est d'autant plus probable qu'il est possible qu'un ulcère se manifeste sur cet organe à la suite d'un commerce impur.

On donne le nom de rhagades à ceux qu'on observe à la marge de l'anus, et qui se développent dans l'interstice de ses plis, sous forme d'une fissure étroite et allongée. Ils sont parfois peu douloureux et se guérissent facilement ; d'autres fois, et surtout lorsqu'ils sont enflammés, profonds, que leurs bords sont durs, calleux, renversés, et qu'ils fournissent une matière séreuse et sanguinolente, ils occasionnent de vives souffrances pendant les déjections et rendent toujours pénibles la marche et l'équitation ; ils peuvent devenir rongeants, détruire le sphincter de l'anus et permettre la sortie involontaire des matières fécales. Ceux qui ont leur siége à l'intérieur du rectum peuvent perforer cet intestin et donner lieu au passage des excréments dans le vagin ou dans la vessie. Ils sont ordinairement accompagnés d'une phlegmasie chronique de la muqueuse du rectum, et dans certains cas ils occasionnent des ulcères phlegmoneux à la marge de l'anus, ainsi que j'ai eu l'occasion de l'observer. En se cicatrisant, en totalité ou partiellement, ces ulcères peuvent donner lieu à des brides et à des rétrécissements qui en augmentent la gravité.

Les hémorrhoïdes, ou la présence d'un corps volumineux dans le rectum, peuvent produire, soit l'inflammation, soit des ulcérations qui, en devenant chroniques, prennent un caractère fongueux, et déterminent des accidents qui ont beaucoup d'analogie avec ceux qui résultent de l'infection vénérienne.

Les accidents qui ont lieu, soit à l'anus soit au rectum, sont toujours fort graves. Pour y remédier, il faut insister plusieurs saisons de suite sur l'emploi du Rob de Boyveau, comme il est indiqué à la fin de ce guide pratique.

CHAPITRE V.

MALADIES VÉNÉRIENNES CONSTITUTIONNELLES OU INVÉTÉRÉES.

Les maladies vénériennes primitives se développent et s'épuisent ordinairement dans la région qui en est le siége, tandis que celles qu'on appelle secondaires ou consécutives réagissent toujours sur l'organisme et le disposent à éprouver tous les accidents qui peuvent résulter de la syphilis, qui, développés plus tardivement, affectent les divers symptômes organiques et se montrent sous les formes et avec le caractère qui servent à les distinguer.

Dans la description des maladies vénériennes constitutionnelles ou invétérées, je suivrai la division adoptée par M. Jourdan, et pour rapprocher, sous le même coup d'œil, l'ensemble des affections que peut produire la syphilis, je reproduirai le tableau qu'il en a présenté d'après M. Capuron. « Des catarrhes aigus ou chroniques de l'urètre, du vagin, des yeux, du nez, de l'oreille, de l'intestin ; des tumeurs de différentes natures, des abcès, des fistules, des végétations et des excroissances aux parties génitales ; les paupières enflammées, épaisses, rouges, ulcérées, cancéreuses ; l'œil toujours baigné de larmes, et plus ou moins lésé dans sa structure et dans sa fonction ; la cornée transparente, obscurcie, altérée ; l'épaississement de l'humeur vitrée, la concrétion et l'opacité du cristallin ; la fistule lacrymale, la diminution ou la perte de la vue ; l'inflammation et l'ulcération de l'oreille interne avec des douleurs plus ou moins aiguës ; la carie des osselets renfermés dans la cavité du tympan ; des écoulements de pus, de sanie, d sérosité ou de sang par le conduit auditif, accompagnés d'une fétidité insupportable; un bourdonnement continuel, la dureté ou la perte de l'ouïe; la phlogose de la membrane muqueuse qui tapisse l'intérieur de la bouche et des narines; l'ulcération de la voûte palatine, de la langue, des gencives, de la luette, des amygdales, de l'arrière-bouche, du larynx; la fongosité et le cancer des narines; la carie des os du palais, des cartilages du larynx, des os propres du nez, du vomer; la difformité de la face; le changement, l'altération ou la perte de la voix; l'érosion des gencives; la carie, l'ébranlement et la chute des dents : la fétidité de l'haleine; la peau couverte de taches dont la forme, l'étendue et la couleur varient à l'infini; des éruptions nombreuses, sèches ou humides, avec ou sans démangeaisons; des crevasses ou des gerçures; des végétations ou excroissances de toute espèce; le soulèvement et la chute de l'épiderme; des tubercules, des pustules en différents endroits du corps; la chute des poils, des cheveux, même des ongles; des ulcères du plus mauvais caractère; des tumeurs plus ou moins dures; des douleurs insupportables presque sur tout le corps, et spécialement dans les membres, lesquelles simulent quelquefois le rhumatisme et la goutte; la carie, le ramollissement, la mortification des os; le gonflement douloureux ou indolent des glandes lymphatiques; des maux de tête violents; le tremblement ou la convulsion des membres; la paralysie, l'insomnie, la toux, la difficulté de respirer, la phthisie tuberculeuse ou l'ulcération des poumons; la syncope ou les palpitations du cœur; l'affection hypochondriaque, mélancolique ou hystérique; les viscères abdominaux engorgés ou obstrués; l'hydropisie, des hémorrhagies, la faiblesse, la langueur et l'abattement des forces; la fièvre lente, la diarrhée ou les sueurs collicatives, l'amaigrissement, le marasme, la mort.

Si on se représente l'ensemble des maladies que peut occasionner l'infection vénérienne, on reconnaîtra qu'il est bien peu de parties de l'économie animale qui ne puissent en être affectées, et que les systèmes lymphatiques, muqueux, cutané, fibreux, osseux, séreux et nerveux, peuvent en être le siége.

Le virus syphilitique peut être regardé comme un protée qui revêt toutes les formes, mais sa nature est toujours identique, et c'est pour cette raison que le Rob de Boyveau peut être administré dans tous les cas, et quelle que soit la forme de la maladie vénérienne. Car on comprend que les symptômes ne sont différents que parce qu'ils atteignent des organes différents. On devra donc dans tous les cas de maladie syphilitique secondaires ou constitutionnelles, avoir recours à l'emploi du Rob de Boyveau, comme il est indiqué à la fin de ce volume.

Des maladies qui affectent le système lymphatique.

La syphilis invétérée a son siége le plus ordinairement dans le système lymphatique, ce qui s'explique naturellement par la disposition de ce même système à recevoir l'impression des symptômes primitifs de la contagion. Les bubons qui viennent immédiatement à la suite d'une inflammation ou d'un ulcère vénérien, ceux qui se manifestent plus ou moins longtemps après, ou qui même surviennent sans avoir été précédés par aucun accident extérieur, démontrent l'affinité du principe contagieux avec le système lymphatique. L'action de la cause vénérienne, qui produit le développement d'un bubon, ne reste pas toujours bornée à la région qui en est le siége, le système lymphatique tout entier peut en être modifié. Ainsi, indépendamment des accidents vénériens qui affectent ce système d'une manière directe ou à la suite d'une inflammation ou d'un ulcère préexistant, l'infection vénérienne peut agir sur ce même système, sans produire prochainement aucun phénomène morbide, et le prédisposer à toutes les maladies consécutives dont il est susceptible. Cette assertion se trouve démontrée par les bubons ou adénites qu'on voit se développer sur diverses parties du système glanduleux, longtemps après la cessation des symptômes vénériens, de manière à faire soupçonner une habitude scrofuleuse, et souvent même déterminer cette dernière affection.

L'infection vénérienne ne se borne pas à agir sur les glandes. Lorsque celles-ci se trouvent irritées ou engorgées, elles doivent nécessairement modifier les propriétés de la lymphe et donner lieu ultérieurement à toutes les maladies qui appartiennent au système lymphatique ; maladies parmi lesquelles il faut comprendre les affections cutanées, dont le nombre est si grand et si varié. Quand les glandes des aines sont engorgées, de même que celles des aisselles et du col, il faut employer des cataplasmes de farine de graine de lin, s'il y a inflammation, et ensuite quelques cataplasmes de fécule, que l'on arrose avec l'extrait de saturne. Quelquefois on a recours aux sangsues pour faire avorter le bubon. Mais il faut en toute occurrence recourir promptement à l'emploi du rob antisyphilitique de Boyveau, en ayant soin de boire des tisanes adoucissantes ou de l'eau édulcorée avec des sirops de gomme ou de guimauve. Si l'engorgement des glandes est chronique et sans douleur, il faudra seconder l'action du rob antisyphilitique par l'emploi de la tisane de salsepareille, 30 à 40 grammes dans trois quarts de litre d'eau, qu'on fait bouillir et réduire d'un quart. Voir le régime tracé à la fin de cet ouvrage.

Des maladies qui affectent le système muqueux.

En traitant des phlegmasies vénériennes primitives du système muqueux, j'ai dit que toutes ses parties peuvent s'enflammer, s'ulcérer,
se désorganiser et donner naissance à des végétations et à des excroissances d'une texture anormale. Ce qui a lieu dans le cours ou à la
suite immédiate des affections vénériennes primitives peut arriver
également à une époque éloignée de la contagion ou de la cessation
de la maladie. Ce que j'ai dit des affections primitives du système
muqueux est applicable, sous tous les rapports, aux accidents morbides
qui se développent plus tardivement et avec le caractère de la syphilis
ancienne ou invétérée.

Les maladies vénériennes secondaires ou immédiatement consécutives se concentrent plus particulièrement dans la région des organes
sexuels, et les phénomènes qui, dans ce cas, se développent sur des
parties éloignées, se rattachent toujours à l'affection primitive; elles
ont un caractère plus contagieux, et tendent plus généralement à la
guérison. Les maladies vénériennes constitutionnelles ont, au contraire, moins de rapports avec les organes génitaux; elles réagissent
plus lentement, mais d'une manière plus durable, sur l'organisme;
elles sont moins contagieuses, et leur guérison est ordinairement plus
longue et plus difficile.

Les parties du système muqueux où les maladies vénériennes se
développent le plus communément, sont le plus exposées à l'influence
des agents extérieurs; telles sont les parties de la membrane muqueuse qui tapissent les organes sexuels de l'homme et de la femme,
les extrémités inférieures et supérieures des voies digestives, l'organe de l'odorat et le globe de l'œil; la phlogose vénérienne de chacune de ces parties tend à se propager à celles qui les avoisinent, en
raison de son intensité et de leur prédisposition.

Les inflammations de la membrane muqueuse se dispersent généralement dans l'étendue de la sphère qui leur est propre, et qui est
toujours relative au degré d'intensité que présente le point central
de l'irritation, de sorte que les accidents vénériens qui affectent la
membrane muqueuse du pénis peuvent se propager par voie d'irradiation inflammatoire ou de réaction sympathique sur tout l'appareil
urinaire, et ceux qui se développent dans le vagin, s'étendre à la vessie, aux uretères, aux reins, à l'utérus, et déterminer des phénomènes morbides susceptibles de varier et de se modifier en raison de
l'état plus ou moins anormal des parties impressionnées. Ainsi, le
catarrhe vésical, la néphrite, l'altération de la sécrétion des urines,

la métrite, les aberrations du flux menstruel, le cancer, peuvent être les résultats immédiats ou consécutifs de la phlogose urétrale et vaginale.

La disposition des membranes mucoso-tactiles à ressentir immédiatement l'influence des corps extérieurs établit entre elles des rapports de sensibilité qui, dans certains cas, les rendent susceptibles de se communiquer respectivement leurs affections. C'est ainsi que peuvent s'expliquer les phlegmasies de la bouche, de l'oreille, de l'œil et de leurs dépendances, qui se manifestent ordinairement à la suite de la phlogose des organes sexuels; de même que le catarrhe chronique des poumons détermine quelquefois l'irritation, le cancer du rectum, la fistule, accidents qui ne sont pas plus guérissables que la maladie qui en est la cause.

La phthisie qui affecte l'arrière-bouche peut s'étendre au larynx, à la trachée-artère, aux bronches, y devenir chronique, et déterminer, ainsi que je l'ai déjà dit, la phthisie laryngée et le catarrhe pulmonaire. Si elle atteint le tissu du poumon, le crachement de sang ou l'hémoptysie, l'asthme, la phthisie, en sont fréquemment la suite.

Lorsque l'inflammation chronique se fait sentir à la trompe d'Eustache et à l'oreille interne, elle produit des bourdonnements et une surdité plus ou moins durables. Si elle siége sur la conjonctive, elle peut se propager aux voies lacrymales, les engorger, les obstruer, les détruire même, et déterminer la tumeur et la fistule lacrymales. Ces derniers accidents peuvent aussi dépendre de la phlogose de la membrane muqueuse nasale, ainsi que j'ai eu de fréquentes occasions de l'observer. L'inflammation chronique ne se borne pas toujours à la conjonctive, elle pénètre quelquefois dans la profondeur de l'œil, s'étend à toutes les parties et occasionne l'hypopion, la cataracte, le glaucome et le cancer.

Lorsque les souffrances se prolongent sans cesse, et qu'un viscère important est affecté, les fonctions vitales s'altèrent progressivement; le malade dépérit, tombe en consomption; la fièvre hectique s'en empare, ou l'atrophie arrive sans fièvre, et la mort finit par terminer une existence que rend toujours pénible le souvenir des égarements qui en abrégent le cours.

Le virus vénérien, quoique toujours identique dans sa nature intime, produit cependant une foule d'accidents très-divers, suivant les organes qu'il frappe; mais le traitement doit être le même, et c'est surtout dans les maladies constitutionnelles que le Rob antisyphilitique de Boyveau agit avec le plus d'efficacité. Voyez, pour l'emploi, les dernières pages. Pour opérer des guérisons complètes, il est surtout utile de faire deux ou trois traitements de suite, au printemps et à l'automne : huit à douze bouteilles sont nécessaires à chaque reprise de traitement.

Des maladies qui affectent le système cutané.

Les phlegmasies, les ulcères, les excroissances qui viennent à la suite des maladies vénériennes primitives, et se manifestent immédiatement après leur invasion ou leur disparition, constituent les affections vénériennes secondaires. Celles qui surviennent beaucoup plus tard, et après une sorte d'incubation plus ou moins prolongée, appartiennent à l'ordre des maladies constitutionnelles ou invétérées. On donne le nom générique de syphilides à toute éruption cutanée, non fébrile, qui vient à la suite de maladies vénériennes : telles sont les pustules, les excroissances, les végétations syphilitiques et leurs nombreuses variétés.

Les éruptions vénériennes se présentent sous des formes si variées, qu'on serait autorisé à regarder toutes les maladies chroniques de la peau comme pouvant dépendre de la syphilis. Néanmoins, on leur assigne des caractères empruntés de leurs formes, de leurs couleurs et de leurs siéges, et qui peuvent servir, jusqu'à un certain point, à les faire distinguer. Leur forme et leur aspect ont permis de les diviser en miliaires, ortiées, lenticulaires, galeuses, plates, vésiculeuses, dartreuses, croûteuses, humides, ulcéreuses, stationnaires, ou rongeantes et serpigineuses.

Les éruptions miliaires vénériennes ont la forme du millet, et ressemblent à celles qu'on observe dans la fièvre miliaire ; elles n'en diffèrent que par leur teinte, qui est un peu plus colorée, et par l'absence complète de la fièvre.

Les éruptions ortiées sont ainsi appelées à cause de leur similitude avec les petites ampoules que produit la piqûre des orties, dont cependant elles n'ont pas toujours la teinte rosée ; car, le plus ordinairement, elles ont la couleur de la peau. Une faible démangeaison les accompagne, et des traces brunes succèdent à leur guérison.

Les éruptions galeuses ont une forme conique comme les boutons de la gale ; leur volume est le même, mais au lieu de présenter à leur sommet une vésicule d'où s'écoule une humeur séreuse et limpide, elles se gercent, se dessèchent et tombent en écailles furfuracées. Elles ne causent aucune démangeaison, et jamais on n'y rencontre l'insecte de la gale, *acarus scabiei*. On regarde ce genre d'affection comme un symptôme de maladie vénérienne ancienne. On a dit que c'était à cette espèce d'éruption qu'appartenaient les boutons à base rouge, violacée, fournissant un pus jaune à leur sommet, qui se montrent au front et qui constituent ce qu'on appelle *couronne de Vénus*.

Les éruptions bulleuses ont l'aspect d'ampoules plus ou moins volumineuses, qui contiennent un liquide séreux et transparent ; un cercle rouge entoure leur base, et la peau environnante est légèrement tuméfiée. Lorsqu'elles sont vidées, elles se dessèchent, se couvrent d'une croûte mince ou de petites écailles d'une couleur jaunâtre, ou bien se transforment en ulcères dont la guérison est toujours lente et difficile.

Les éruptions lenticulaires, beaucoup plus communes que les précédentes, sont aplaties, lisses et légèrement bombées comme une lentille ; leur couleur est brune ou violacée, et leur surface sèche ne laisse exsuder aucune matière, à moins qu'elles ne soient trop longtemps négligées ; alors l'épiderme s'exfolie, tombe en écailles ; un suintement s'établit et donne lieu à la formation d'une croûte qui se détache lorsque la pustule est cicatrisée, ou bien de petits ulcères succèdent à la chute, et laissent après leur guérison une excavation légère à la peau.

Les excroissances désignées sous les noms de cerises, merises, groseilles, ont une grande analogie avec l'affection précédente ; elles n'en diffèrent que par leur volume, qui est plus considérable ; leur couleur, qui est la même, varie depuis le rouge foncé jusqu'au noir ; leur teinte devient d'autant plus sombre qu'elles sont plus anciennes ; elles peuvent se terminer par résolution, et alors, comme les ecchymoses, leur couleur s'affaiblit et devient jaune. Les parties exposées à l'air sont rarement sujettes à ce genre d'affection.

Les pustules plates se manifestent sur les membranes muqueuses ou sur les parties de la peau qui les avoisinent, et particulièrement à la vulve, à l'anus et à la partie supérieure et interne des cuisses, au scrotum et aux mamelons. Leur dénomination indique qu'elles sont aplaties et sans proéminences ; on leur a donné aussi le nom de muqueuses ou humides, parce que leur surface est toujours humectée par une matière séro-muqueuse d'une odeur fade et désagréable ; leur étendue, le plus ordinairement, est de deux à quatre lignes, leur couleur rouge est plus foncée à leur circonférence qu'à leur centre. Cette espèce de pustule est souvent accompagnée d'un prurit fort incommode. La malpropreté contribue à les entretenir ; toutefois elles peuvent être très-rebelles, même chez les personnes habituellement propres. Lorsqu'elles se développent à la partie supérieure et interne des cuisses, elles sont fort difficiles à guérir à cause du frottement continuel qu'elles éprouvent.

Les squammes vénériennes ne se développent que lorsque l'infection est ancienne ; elles se manifestent sous la forme de plaques cuivreuses plus ou moins arrondies, sont lisses, luisantes, peu ou point prurigineuses, et légèrement saillantes au-dessus du niveau de la peau ; elles produisent des squammes ou écailles minces plus adhérentes au centre qu'à la circonférence. Lorsque ces squammes sont détachées, la peau sous-jacente se trouve luisante, d'une teinte cuivreuse et un peu bombée. Ainsi mises à nu par la chute de l'épiderme, elles sont entourées par un liséré blanc qui indique le point de séparation de la squamme détachée. Elles peuvent être isolées, ou en groupes, et offrir un aspect différent suivant les régions du corps où elles se développent. Dans le cuir chevelu les écailles sont furfuracées, et n'ont pas de liséré circulaire, comme les squammes plus volumineuses qui se forment sur d'autres parties. A la paume des mains et à la plante des pieds, elles sont ordinairement séparées, ont une couleur jaunâtre, et ressemblent aux callosités qu'on observe aux mains de certains ouvriers. Sous l'épiderme ainsi altéré, il existe une couche légère d'une matière jaunâtre, de petites écailles épidermiques s'en détachent successivement, et, après leur chute, la peau est d'une teinte rosée, cuivreuse ou violacée, et entourée d'un liséré. Lorsque cette affection se développe entre les orteils, elle a l'aspect d'une excoriation humide, blanchâtre ou rougeâtre ; souvent il s'y forme des rhagades ou fissures. Enfin, ce genre de syphilides peut se manifester sur le scrotum, à la marge de l'anus, sur les grandes lèvres, à la partie supérieure et interne des cuisses, sous les aisselles. Les nuances de forme qu'elles présentent dépendent de la disposition organique des parties où elles se développent.

Les pustules croûteuses sont consécutives comme les précédentes, et de même que la plupart des syphilides elles commencent par de petits boutons d'une couleur rouge, qui bientôt prennent une teinte livide, s'agrandissent par degrés et s'ouvrent à leur sommet ; il en exsude une matière qui se dessèche et produit une croûte en forme de calotte d'une couleur jaune, qui se rembrunit progressivement. Cette croûte, qui n'adhère, en général, que par sa circonférence, se détache facilement par l'usage d'un corps gras ou mucilagineux, et, lorsqu'elle est tombée, on aperçoit un mamelon ulcéré qui fournit une matière propre au renouvellement d'une croûte pareille. Lorsque cette affection est traitée convenablement, la guérison s'en opère, malgré le contact de cette même croûte ; et, quand elle est tombée, on aperçoit une cicatrice brune bien consolidée, dont la couleur ne s'efface qu'après plusieurs mois.

Ce genre de pustules peut affecter toutes les parties du corps, mais principalement le cuir chevelu, les membres, le dos, la région sternale et les avant-bras.

Les pustules chancreuses ou ulcérées semblent être constamment le résultat d'une maladie vénérienne contitutionnelle ou invétérée. Elles se manifestent souvent sous la forme d'une éruption croûteuse, au-dessous de laquelle se développe une excavation ulcéreuse. La croûte des pustules chancreuses une fois tombée, ne se renouvelle plus comme dans les pustules de l'espèce précédente. Les pustules ulcérées sont stationnaires ou rongeantes. Dans ce dernier cas, leur marche est plus ou moins rapide, et leur forme plus ou moins irrégulière; elles sont environnées d'une teinte livide; leurs bords sont durs, élevés et perpendiculaires; leur surface est grisâtre, granuleuse, parfois saignante et fongueuse; elles fournissent une matière sanieuse et roussâtre, et sont ordinairement très-douloureuses.

Les pustules serpigineuses sont rarement ulcérées à leur début. Une croûte d'un gris foncé les recouvre ordinairement, et leur base a une couleur violacée ainsi que la plupart des éruptions vénériennes anciennes. Leur nom, comme je l'ai dit à l'égard des ulcères serpigineux, vient de ce qu'elles labourent la peau en divers sens, et s'étendent d'un côté à mesure qu'elles se guérissent de l'autre. Cette espèce d'éruptions a son siége le plus ordinaire sur la partie antérieure de la poitrine et sur le dos; elle peut néanmoins se fixer sur d'autres régions et y faire plus ou moins de ravages; elles sont généralement d'une longue durée, malgré les divers traitements qu'on peut leur opposer.

Les pustules dartreuses ont été nommées ainsi à cause de leur analogie avec des maladies herpétiques, ce qui leur fait donner positivement le nom de dartres vénériennes. Elles présentent un grand nombre de variétés dans leurs formes et dans leur marche, en raison de la complication respective des éruptions vénériennes avec les affections dartreuses et de la prédominance que l'une de ces maladies peut exercer sur l'autre, ce qui rend parfois très-difficile la détermination positive de leur diagnostic, surtout lorsque les malades se refusent à avouer qu'ils ont été affectés de la maladie vénérienne. Les dartres syphilitiques peuvent se manifester sur toutes les parties du corps; et contre l'opinion de *Bell*, qui prétend que les parties découvertes et habituellement exposées à l'air n'y sont pas sujettes, elles affectent fréquemment les mains et le visage.

La plupart des dartres vénériennes sont accompagnées d'un prurit très-incommode, et sont toujours dues à une affection invétérée.

La dartre qui a son siége à *la marge de l'anus* s'étend ordinairement au périnée, au scrotum et à la partie intérieure des cuisses. La démangeaison qui, dans ce cas, est très-importune, revient plusieurs fois en vingt-quatre heures, et principalement le soir. Lorsque le malade s'est frotté avec assez de force pour excorier la peau, les souffrances deviennent très-vives, et la marche les rend plus pénibles encore, ce qui oblige parfois à observer le plus grand repos.

Des éruptions dartreuses peuvent survenir chez les femmes infectées de la syphilis, et se fixer sur les grandes et les petites lèvres ou à l'entrée du vagin, où elles se présentent sous l'aspect de petits boutons d'un rouge plus ou moins foncé; ceux-ci occasionnent une démangeaison insupportable, et poussent les malades à se frotter jusqu'à produire l'excoriation de la peau, ce qui peut faire confondre cette affection avec le prurit, auquel sont sujettes les femmes enceintes et celles qui arrivent à l'âge critique avec un engorgement chronique de la matrice. Ici, comme dans toutes les maladies dont le diagnostic est difficile à établir, on doit avoir recours aux recherches commémoratives propres à dissiper le doute.

On a rangé dans l'ordre des pustules syphilitiques une *espèce de mentagre* qui se fixe sur le front vers la racine des cheveux, au visage, sur le tronc, les mains, etc., et qui se distingue par de petites pustules d'un rouge livide, rassemblées par plaques et formant des taches irrégulières qui s'ulcèrent quelquefois lorsqu'elles sont trop longtemps négligées ou ne sont pas traitées convenablement.

Les éphélides ou *taches cuivreuses* peuvent être un symptôme d'une infection vénérienne constitutionnelle; mais on les observe aussi chez les individus qui ont un engorgement du foie, le ver solitaire, ou une irritation chronique des intestins; les fleurs blanches également en sont quelquefois la cause; elles peuvent encore dépendre d'une affection dartreuse primitive ou idiopathique, ce qui rend difficile la détermination positive de leur nature particulière. Quelle que soit l'origine des éphélides, leur siége le plus ordinaire est le front, le cou, la partie antérieure de la poitrine; elles peuvent néanmoins se manifester sur beaucoup d'autres régions; leur couleur, qui tire sur le jaune, est ordinairement plus foncée à leur circonférence qu'à leur centre; elles sont parfois légèrement furfuracées, et lorsqu'elles occupent le cuir chevelu elles produisent souvent l'alopécie ou la chute partielle des cheveux.

Les tumeurs gommeuses dépendent-elles toujours de la contagion vénérienne, ou n'appartiennent-elles pas à l'ordre des phénomènes qui affectent la peau, et qui, analogues aux accidents qui proviennent de la vérole, ne reconnaissent pas la syphilis comme cause essentielle? C'est une question qui n'est pas décidée.

L'alopécie et *l'onglade* sont des accidents morbides qu'on a égalementment attribués à la syphilis, et qui paraissent être plutôt l'effet du mercure que la suite de la maladie.

L'alopécie, ou la chute des cheveux, attaque principalement les hommes qui se livrent de bonne heure, et avec excès, aux plaisirs de l'amour. On a remarqué que les femmes y étaient moins sujettes que les hommes ; mais si l'abus des plaisirs vénériens peut produire cet accident, on a dû souvent en accuser mal à propos la syphilis, et on ne l'a rangée parmi les symptômes syphilitiques que depuis qu'on a fait usage du mercure dans le traitement de la maladie vénérienne ; n'est-il pas probable que l'emploi de ce médicament, dont on a tant abusé, a dû déterminer la calvitie dans beaucoup de cas ? D'ailleurs, ce qui doit changer le doute en certitude, c'est le retour moins fréquent de cette infirmité depuis qu'on a moins fait usage du mercure et que l'administration en a été plus ménagée et plus méthodique.

Le traitement des syphilides, ou maladies vénériennes qui affectent e système cutané, consiste dans l'emploi prolongé du Rob de Boyveau.

Le malade atteint de syphilides devra suivre exactement le régime hygiénique tracé à la fin de ce volume. Quand ce sont des végétations, il est quelquefois utile de les cautériser ou de les couper avec des ciseaux, mais il faut toujours préalablement suivre un traitement méthodique par le Rob de Boyveau. Il en est de même quand on a recours aux bains de Baréges factices pour les dartres chroniques.

CHAPITRE VI.

**DES MALADIES CONSTITUTIONNELLES : RHUMATISME, GOUTTE SYPHI-
LITIQUE.**

J'ai réuni dans ce chapitre le rhumatisme, la goutte et la périostose, ces maladies ayant entre elles l'analogie qu'elles tiennent de
la similitude de texture des parties qui en sont le siége, et de leur
aptitude à ressentir les effets de la contagion vénérienne.

Les aponévroses, les interstices fibreux du système musculaire, les
capsules articulaires autorisent, par leur conformation organique et
leur mode de vitalité, le rapprochement que je fais de leurs maladies
avec celles du périoste. Les articulations, qui sont le siége le plus ordinaire de la goutte et du rhumatisme, sont plus souvent affectées que
le périoste, il est vrai, ce qui tient à ce que leur situation plus super-
ficielle et en quelque sorte sous-cutanée les expose davantage à ressentir l'impression des causes extérieures, et du froid principalement ;
ce qui établit une prédisposition qui peut servir à expliquer l'influence
de la syphilis sur la goutte et le rhumatisme.

Des auteurs, parmi lesquels se distinguent Hunter et Delpech, prétendent que les symptômes consécutifs de la vérole se manifestent les
uns après les autres. J'incline à cette opinion, et, comme eux, je
pense qu'ils se montrent d'abord sur les parties extérieures du corps,
comme la peau, le nez, la gorge, et qu'ils se développent ensuite
dans les organes situés plus intérieurement, tels que les aponévroses,
les tendons, les capsules articulaires et le périoste. Toutefois cette

marche n'est pas invariable, et l'état particulier de certains individus,
comme ceux qui sont disposés aux scrofules, aux affections arthritiques ou dans une habitude idiosyncratique spéciale, peuvent présenter, dans un ordre interverti ou irrégulier, les divers accidents
morbides de la syphilis ; mais ces cas forment l'exception. J'ai vu
le plus communément les affections rhumatismales et goutteuses suc-
céder aux maladies cutanées ; et s'il est vrai, comme je le pense, que
ce genre d'affection vienne souvent à la suite des éruptions dermoïdes,
chroniques, quelle que soit leur nature, ce serait une raison de plus
pour admettre que la goutte et les rhumatismes vénériens sont ordinairement des accidents tardivement consécutifs. L'analogie de texture du périoste avec les parties qui sont le siége ordinaire de la
goutte et du rhumatisme, et la périostose qui est un des symptômes
les plus tardifs de la syphilis, semblent donner la raison de l'époque
éloignée de la contagion vénérienne où se manifestent les affections
du système fibreux, en général.

Il m'arrive souvent d'être consulté par des malades qui, ayant été
traités d'un chancre ou d'un bubon vénérien par l'application des
sangsues, n'ont été délivrés que momentanément de leur maladie,
et chez lesquels la syphilis s'était manifestée de nouveau par le retour
des mêmes symptômes, mais plus souvent encore par la production
d'un nouvel état morbide.

Je veux conclure, des considérations précédentes : 1º Que la syphilis peut, dans le plus grand nombre des cas, modifier l'économie
animale de manière à constituer, chez les individus qui en ont été
affectés, une sorte d'aptitude ou d'idiosyncrasie syphilitique qui souvent donne aux maladies ultérieures qui leur arrivent, un caractère
qui permet de les ranger en ligne collatérale, qu'on me passe l'expression, dans la famille des affections vénériennes ; 2º que toute
médication doit tendre à rétablir l'harmonie physiologique, et que
lorsqu'elle n'atteint pas ce but, elle altère ordinairement la maladie,
modifie la sensibilité générale et établit une prédisposition à des affections mixtes, lesquelles peuvent se manifester immédiatement ou à
des époques plus ou moins éloignées.

En résumé, la plupart des maladies peuvent changer les habitu-
des physiologiques et prédisposer à d'autres maladies d'une nature
différente ou plus ou moins analogues. Les affections vénériennes
se distinguent principalement parmi celles qui déterminent des maladies consécutives qui ont une origine commune : dans beaucoup de
cas elles modifient seulement les lésions pathologiques dont la cause
première n'appartient pas essentiellement à l'infection vénérienne. La

goutte et le rhumatisme sont particulièrement dans cette dernière classe.

Le *rhumatisme vénérien* n'étant pas une maladie simple et son développement n'ayant pas toujours pour cause essentielle l'infection syphilitique, je dois indiquer ici les causes générales qui peuvent occasionner cette affection, afin qu'on puisse mieux apprécier la part que peut y avoir la contagion vénérienne.

Le rhumatisme peut être aigu ou chronique. Lorsqu'il survient immédiatement après la disparition d'un symptôme vénérien primitif, ainsi que l'expérience en offre généralement des exemples, il a lieu par métastase ou par déplacement de la maladie, et sa durée ordinaire est celle des maladies aiguës ; mais que le rhumatisme ait disparu sous l'influence d'une médication quelconque ou des efforts de la nature, il laisse sans doute, dans l'un et l'autre cas, une impression qui prédispose la partie malade au retour d'une irritation qui lui devient propre ; de sorte que les causes générales indépendantes de la syphilis, qui eussent agi avant la contagion vénérienne sans produire le rhumatisme, suffisent alors pour le déterminer, en raison de la disposition préexistante due à la métastase syphilitique. Supposons maintenant que la maladie, au lieu de se déplacer, n'ait fait que modifier la sensibilité organique, de manière à rendre le système fibreux plus impressionnable à l'action des causes générales, le rhumatisme pourra se développer à une époque plus éloignée, et ce ne sera plus alors par suite du déplacement de la maladie, mais bien en raison des modifications produites par la syphilis sur la disposition organique des parties affectées : de sorte que la contagion vénérienne sera nécessairement, dans ce cas, la cause première de la maladie.

Le rhumatisme chronique ordinaire survient fréquemment à la suite du rhumatisme aigu ; mais je crois que ce cas est fort rare à égard de celui qui est dû à la contagion vénérienne, et que le rhumatisme syphilitique chronique est plus communément le résultat d'une affection vénérienne ancienne, invétérée et devenue constitutionnelle. En d'autres termes, je pense que le rhumatisme aigu vénérien est une maladie plus essentiellement locale et plus étroitement liée aux phénomènes primitifs de la contagion vénérienne ; tandis que le rhumatisme chronique dû à la même cause est plus ordinairement le résultat d'une disposition générale de l'organisme, produite par une infection ancienne et constitutionnelle ; de sorte qu'on peut admettre, à mon avis, 1° *un rhumatisme vénérien aigu*, sympathique ou métastatique, et soumis aux conditions pathologiques qui caractérisent les symptômes vénériens primitifs ; 2° *un rhumatisme secondaire* qui se manifeste après la cessation des accidents vénériens sous l'influence des modifications que la sensibilité de l'organe affecté peut avoir localement subies ; 3° *un rhumatisme chronique* provenant de l'habitude générale ou de la disposition acquise à l'organisme par suite d'une infection vénérienne ancienne et invétérée.

Le *rhumatisme chronique vénérien* résulte de l'état ou de l'habitude constitutionnelle que l'organisme peut devoir à la syphilis ancienne et invétérée. Il est susceptible de se manifester chez des individus qui eussent été exempts du rhumatisme ordinaire ou dépendant des causes générales qui produisent communément cette affection. Comme le rhumatisme ordinaire, il est rarement accompagné de fièvre, la rougeur et le gonflement se manifestent peu aux articulations affectées ; les extrémités qui en sont le siége ont ordinairement de la roideur, sont faibles et disposées au refroidissement. Je pense enfin que le rhumatisme chronique vénérien est moins susceptible de se déplacer que le rhumatisme ordinaire.

Pour remédier aux douleurs rhumatismales si elles sont vives, on pourra débuter par une saignée de bras, ou une forte application de sangsues, des boissons délayantes pour faciliter la transpiration, la diète. Quelques jours après, quand l'état aigu est passé, on doit commencer l'emploi du Rob de Boyveau aux doses indiquées à la fin de cet ouvrage. Pour les rhumatismes chroniques, on ne saurait trop se hâter de suivre le traitement par le Rob, car c'est le seul remède qui puisse y remédier : soit que les douleurs proviennent des effets du mercure, de l'iodure de potassium, de l'emploi du copahu, ou de la syphilis mal guérie.

De la goutte vénérienne. Pour mieux faire apprécier le caractère de la goutte vénérienne, je crois devoir indiquer les signes distinctifs de la goutte et du rhumatisme ordinaires tels qu'ils ont été déterminés par les meilleurs auteurs qui ont écrit sur ce genre d'affections. Selon Barthez, le rhumatisme affecte plus communément les grandes articulations ; les petites, au contraire, comme celles des doigts et des artères, sont le siégo ordinaire de la goutte. Le rhumatisme atteint de préférence les aponévroses qui enveloppent les muscles, ou les muscles eux-mêmes ; de sorte que la goutte est plus ordinairement bornée aux articulations, tandis que le rhumatisme se fait sentir fréquemment dans la direction et dans une partie plus ou moins étendue des membres. Le rhumatisme aigu est rarement héréditaire ; il ne survient, en général, qu'une ou deux fois dans le cours de la vie, et ses attaques ne sont pas accompagnées d'un dérangement sympathique des organes digestifs, analogue à celui qui a lieu ordinairement dans la goutte. Il existe donc une différence marquée entre le rhumatisme et la goutte.

La goutte et le rhumatisme goutteux vénériens se distinguent aussi par leur aptitude à avoir plus de fixité et par l'absence des nodosités. On sait que Fourcroy, Bertholet et d'autres chimistes attribuent la goutte ordinaire à une déviation contre nature de la partie solidifiante des os (du phosphate de chaux). Bertholet prédisait ordinairement au duc d'Orléans la fin de ses accès de goutte, lorsque, après avoir analysé ses urines, il y trouvait du phosphate calcaire.

Toutes les causes ordinaires de la goutte peuvent sans doute établir aussi une prédisposition à cette maladie, et l'infection syphilitique agir comme cause occasionnelle en raison directe de l'activité des causes prédisposantes. Ces propositions étant admises, il resterait encore à déterminer s'il existe une affection goutteuse essentiellement vénérienne, question qui a été et qui est susceptible d'être longtemps controversée, et à laquelle il me semble qu'on peut faire une réponse affirmative. En effet, si la syphilis peut modifier l'organisme de manière à le rendre plus impressionnable, il doit nécessairement en résulter une aptitude ou une prédisposition qui, étant essentiellement dépendante du principe vénérien, peut donner à la goutte et aux maladies qui naîtraient de cette prédisposition une origine vénérienne plus directe. En d'autres termes, la syphilis peut déterminer la goutte chez les individus qui y sont prédisposés; mais elle peut aussi établir primitivement une prédisposition à cette maladie chez des personnes qui n'en eussent jamais été atteintes sans la modification de l'organisme due à l'infection vénérienne.

De toutes les affections connues, la syphilis est celle qui a le plus de tendance à se transmettre par la voie de la génération, et à se manifester immédiatement ou peu de temps après la naissance; ce qui crée, pour les enfants qui en sont affectés, un état chétif et misérable, qui en fait périr le plus grand nombre, et ne laisse à ceux qui survivent qu'une constitution délicate et faible, qui les prédispose à transmettre à leur progéniture la maladie qu'ils avaient eux-mêmes apportée en naissant, ou tout au moins quelques-unes des affections dégénérées de ce principe, telles que les scrofules, les dartres, la goutte, etc.

Dans ce cas, les circonstances les moins favorables hâtent le développement et déterminent l'intensité des maladies héréditaires; elles énervent la constitution, abrégent l'existence et diminuent l'aptitude à se reproduire, ou la génération qui en résulte n'a qu'une viabilité fort précaire.

En résumé, la durée de l'aptitude à l'hérédité morbide ne saurait être déterminée d'une manière absolue. Si, par exception, quelques individus ne deviennent pas sujets aux maladies dont ils pouvaient redouter l'héritage, le plus grand nombre subit cette transmission, et les accidents qui peuvent en résulter seront généralement d'autant plus graves que l'individu sera d'une constitution délicate et né de parents affaiblis ; de sorte que les suites d'une maladie héréditaire sont ordinairement en raison de la faiblesse organique, et que si parfois l'hérédité cesse à la première génération, elle peut aussi se transmettre à une ou à plusieurs de celles qui succèdent, lorsque les époux se trouvent dans une disposition identique ou analogue ; d'où on peut conclure que, pour neutraliser l'aptitude aux maladies héréditaires, il importe d'éviter, autant que cela est possible, les alliances entre deux individus d'une constitution maladive et délicate, et, en général, de prendre toutes les précautions qu'un régime et des soins bien dirigés peuvent rendre utiles.

La goutte vénérienne se distingue de la goutte ordinaire en ce que les traitements ordinaires ne procurent aucun soulagement, tandis que l'emploi du Rob de Boyveau procure dès la cinquième bouteille, une amélioration sensible. On doit continuer sans interruption de seize à vingt-quatre bouteilles de Rob, et ne pas s'arrêter quoique les symptômes disparaissent ordinairement vers la dixième bouteille. On doit en outre recommencer un demi-traitement au printemps suivant.

Des douleurs vénériennes et de la périostose.

Outre la goutte et le rhumatisme, des douleurs dues à la contagion vénérienne peuvent affecter diverses parties du corps, principalement les os du crâne, les omoplates, le tibia, le cubitus, l'humérus, le fémur, le sternum. C'est dans la partie de ces os où le système fibreux est le plus abondant qu'elles se font le plus ordinairement sentir. Ces douleurs peuvent se manifester pendant le cours des symptômes primitifs de la maladie, mais, en général, plus ou moins longtemps après leur disparition ; elles peuvent être aiguës ou chroniques, continues ou intermittentes, superficielles ou profondes. On leur a donné, dans ce dernier cas, le nom d'ostéocopes, parce que les malades éprouvent une sensation analogue à celle qui résulterait du brisement des os. Il existe donc des douleurs essentiellement vénériennes ; cependant on enseigne aujourd'hui qu'elles résultent le plus souvent du traitement mercuriel, parce qu'elles sont beaucoup moins fréquentes chez les malades qui n'ont pas été soumis à l'influence du mercure. Il est bien constant que, parmi les funestes résultats de ce médicament, il faut compter le nombre plus grand des individus qui éprouvent des douleurs vénériennes; mais si ce symptôme est un de ceux qu'on peut ranger parmi les accidents primitifs de la maladie, ne doit-il pas arriver souvent que le mercure, au lieu d'être l'effet direct de ces douleurs, n'est qu'un moyen propre à les accroître ou à déterminer indirectement leur invasion? J'incline à cette opinion, et j'en conclus que les douleurs syphilitiques ont le plus ordinairement une origine essentiellement vénérienne.

Ce genre de douleurs se fait sentir avec plus de violence la nuit que le jour, et la chaleur du lit paraît y contribuer. Il en est de même, ainsi qu'on l'a remarqué, des douleurs rhumatismales ordinaires, de sorte que cette particularité ne doit pas être regardée comme un symptôme spécial; mais, réunie à d'autres indices, elle peut servir, dans les cas douteux, à déterminer le caractère de la maladie. Lorsque les douleurs vénériennes se manifestent six mois, un an ou plus tard après la disparition spontanée des accidents vénériens, ou à la suite d'un traitement, est-il permis de les attribuer à l'infection syphilitique? Elles peuvent assurément dépendre de cette cause; car il peut arriver, selon la remarque de M. Cullerier, qu'un traitement mal dirigé et surtout l'emploi du mercure en augmentent l'intensité. Ainsi, de ce qu'une maladie aurait été combattue par un traitement quelconque, il n'est pas toujours permis de croire à une guérison radicale, à plus forte raison lorsque le malade n'a subi aucun traitement.

La périostose acquiert quelquefois une telle consistance, qu'on peut la confondre avec l'exostose; et dans ce cas, ainsi que le remarque M. Delpech, il existe toujours une fausse membrane entre l'os et le périoste enflammé.

Pour guérir les périostoses, il faut dépurer le sang, et neutraliser le principe syphilitique, par l'emploi de la méthode Boyveau indiquée à la fin de ce guide pratique. Six à douze bouteilles sont ordinairement nécessaires.

Exostose, nécrose, carie des os.

Les maladies des os, regardées comme susceptibles d'être le résultat consécutif de la contagion vénérienne, sont l'exostose, la carie et la nécrose, le ramollissement des os et leur induration connue sous le nom d'éburnation, à cause de leur analogie avec la dureté de l'ivoire.

Les exostoses ont été regardées longtemps comme un effet de l'inflammation directe de l'os qui en est le siége, ce qui peut arriver dans quelques cas; mais le plus communément elles succèdent à une affection préalable du périoste.

Toutes les exostoses ne doivent pas leur origine à la contagion vénérienne : les coups, les chutes dont l'action a été ressentie par les os à travers les parties molles, les scrofules, le scorbut, la diathèse cancéreuse, peuvent y donner lieu ; mais on est autorisé à juger qu'elles sont d'une nature syphilitique lorsqu'aucune des causes que je viens d'indiquer ne peut être soupçonnée, et qu'il est reconnu au contraire que le malade a été affecté de la maladie vénérienne. Les exostoses qui sont la suite de la vérole se distinguent par la densité et le volume qui altèrent entièrement l'os qui en est le siége, ainsi qu'on le remarque le plus ordinairement au tibia, au fémur et aux os du crâne, où le périoste est le plus abondant ; ce qui viendrait à l'appui de l'opinion que j'ai émise sur l'aptitude du système fibreux à recevoir avec une sorte de prédilection les impressions consécutives de la syphilis.

Les exostoses sont presque toujours la suite de plusieurs gonorrhées traitées par le copahu, ou la suite de chancres traités par le mercure, ou l'iodure de potassium. Dans l'un ou l'autre cas, on doit employer le Rob Boyveau, comme l'indique l'instruction imprimée à la fin de cet ouvrage, et le reprendre deux ou trois saisons de suite au printemps et à l'automne. On applique en outre sur les exostoses quelques emplâtres de diachylon ou de ciguë.

La carie et *la nécrose vénérienne* existent-elles réellement comme phénomène direct de la vérole, c'est-à-dire sans être l'effet d'un symptôme vénérien préexistant ? On sait que la première de ces affections est pour les os ce que l'ulcération est pour les parties molles, et que la nécrose est une sorte de gangrène ou de mortification d'une partie osseuse.

M. Delpech n'admet pas de carie vénérienne, et soutient que la syphilis peut occasionner la nécrose, soit en détruisant les parties molles qui enveloppaient un os, et en le privant ainsi de la circulation capillaire, sans laquelle il ne peut continuer à vivre ; soit en excitant une inflammation chronique qui accumule *et attire* la matière solidifiante dans la partie malade de l'os, et peut en produire une quantité telle, qu'elle devient un corps intermédiaire s'opposant à la nourriture de l'os et en déterminant la mort, ou la nécrose. Ce raisonnement est trop absolu, car il n'est pas démontré que l'inflammation du périoste ne puisse pas se transmettre par contact d'irritation du périoste à l'os : les liens de vitalité qui unissent ces deux organes, c'est-à-dire les vaisseaux et les nerfs, suffisent, au contraire, pour expliquer et rendre vraisemblable l'opinion contraire. En outre, si les os peuvent s'enflammer, comment ne pas en admettre l'ulcération ou la carie?

En un mot, pour me renfermer dans mon sujet et me résumer sur les maladies dont les os peuvent être affectés par suite de l'infection vénérienne, j'admets que toutes les altérations possibles du système osseux, comme tous les accidents consécutifs de la vérole, peuvent avoir pour cause les modifications imprimées à la sensibilité générale par cette maladie, et dépendre, en second lieu, de la susceptibilité plus ou moins grande et relative des organes à en ressentir les effets.

La nécrose et la carie vénérienne sont fort graves, puisqu'elles entraînent l'exfoliation des os, des fistules qui ne guérissent pas, l'aplatissement du nez, si ce sont les os du nez qui sont cariés. Pour remédier à cette affection, qui annonce toujours que la syphilis est constitutionnelle, il faut avoir recours au Rob de Boyveau, prendre de la tisane de salsepareille, comme l'indique l'instruction qui est à la fin de cet ouvrage. Pour la carie des os du nez, voyez le chapitre relatif à l'irritation de la membrane pituitaire ou nasale.

Hydrocèle, hydropisies, engorgements.

L'hydrocèle, l'hydropisie des articulations et celle du bas-ventre sont les maladies du système séreux, qui viennent le plus ordinairement à la suite de la contagion vénérienne. L'irritation de la plèvre, du péricarde, de l'arachnoïde, peuvent aussi, mais plus rarement, provenir de la syphilis.

L'inflammation du testicule peut se propager à la tunique vaginale et occasionner une hydrocèle dont le développement est plus ou moins tardif et lent. J'ai observé cette affection provenue à la suite d'une gonorrhée chronique chez un malade qui avait été visité par plusieurs médecins, et chez lequel, chose assez rare, l'hydrocèle disparut spontanément.

L'hydropisie des articulations peut se manifester à la suite de douleurs arthritiques, occasionnées par la suppression subite d'une gonorrhée ou de tout autre symptôme vénérien primitif, soit que la capsule synoviale reçoive directement l'impression du déplacement de la maladie, ou bien qu'elle ne soit affectée que par irradiation ou par le contact des parties fibreuses préalablement enflammées.

J'ai dit précédemment que l'irritation de la membrane muqueuse des organes génitaux pouvait se communiquer à la vessie. Ces cas ne sont pas rares ; quelques médecins, et principalement Hunter, affirment que la partie du péritoine qui recouvre la vessie peut également s'enflammer et produire l'hydropisie ascite, ce qui peut sans doute arriver, mais ne doit avoir lieu que rarement ; lorsque cette maladie est due à la syphilis, elle est bien plutôt l'effet d'une irritation chronique du péritoine que la suite d'une irritation secondaire dépendante de l'inflammation de la vessie. Cette opinion doit trouver un appui dans l'impression que ressentent les organes abdominaux pendant l'action du coït.

Les auteurs parlent aussi des pleurésies, de frénésies, d'affections du péricarde, en un mot de la phlegmasie de chaque partie du système séreux et des hydropisies locales qui peuvent en résulter.

Des palpitations, l'anévrisme du cœur, des végétations développées sur les valvules de cet organe, peuvent, d'après Corvisart, Scarpa et M. Larrey, dépendre de la syphilis. On conçoit, en effet, que si le virus vénérien peut agir comme cause d'irritation locale sur l'organe central de la circulation, il doit en résulter des accidents conformes à leur origine. Mais s'il est vrai que la syphilis peut produire l'hypertrophie du cœur, une fois que cette affection est confirmée, doit-on compter, pour y remédier, sur la spécificité des remèdes antivénériens? Assurément non ; lorque l'anévrisme est confirmé, la gravité de la maladie et les moyens propres à la combattre sont les mêmes, quelle que soit la cause qui l'ait produite.

Ce n'est que dans le principe de la maladie, quand, à la suite de la cessation subite d'un symptôme vénérien primitif, le malade éprouve des palpitations et avant qu'il exerce une lésion organique, qu'on peut en espérer la guérison.

Les écoulements traités par les astringents dès le début, tels que le copahu, le cubèbe, les injections et les purgatifs, sont fréquemment suivis d'hydrocèles, ou d'hydropisies, ainsi que des autres maladies ci-dessus décrites. Pour y remédier, un seul moyen rationnel existe, c'est l'emploi du Rob de Boyveau, comme il est indiqué à la fin de ce volume.

Migraines, douleurs nocturnes.

La suppression brusque d'une maladie vénérienne primitive peut être suivie d'une métastase vers le cerveau, et donner lieu à toutes les affections nerveuses qui peuvent naître de l'irritation de cet organe. « Il n'est pas douteux, dit M. Jourdan, que le système nerveux ne soit affecté dans un grand nombre de maladies vénériennes, puisque c'est dans cet appareil seulement que naissent les sensations douloureuses occasionnées par la plupart d'entre elles. »

Céphalalgie ostéocope. La douleur que nous signalons ici a été décrite par les auteurs sous le nom de céphalie vénérienne. M. Lagneau, entre autres (*Traité des Mal. syphil.*, tom. I, p. 425 et suiv., 1828), nous en a transmis une histoire détaillée. Elle est due à l'altération des os du crâne, ou tout au moins de la dure-mère du péricrâne par le virus syphilitique, et annonce toujours une infection ancienne. Elle est ordinairement causée par une exostose qui tiraille, en se développant à l'extérieur, le péricrâne et les nerfs répandus sous le cuir chevelu, ou bien qui, produisant le même effet sur la dure-mère, quand elle croît intérieurement, comprime encore l'encéphale.

Dans onze cas, dit le docteur Delaberge dans le *Compendium*, l'affection cérébrale a paru à M. Lallemand devoir incontestablement être attribuée au virus vénérien.

Ces faits paraissent suffisants à M. Lallemand pour prouver que la substance cérébrale est susceptible d'être influencée primitivement et directement par le virus vénérien, au point d'éprouver une véritable inflammation et même une inflammation aiguë.

Cette affection se distingue des autres maux de tête chroniques par la régularité de ses exacerbations vers le milieu de la nuit, après le premier sommeil, qui est même communément de très-courte durée. Ces atroces souffrances ont cela de particulier, qu'elles résistent avec opiniâtreté à l'emploi des remèdes ordinaires.

Le traitement qui convient exclusivement à cette céphalie est celui des anciennes maladies syphilitiques, et l'on doit même le continuer pour prévenir toute récidive longtemps après sa guérison apparente.

Ce serait donc sans fondement qu'on contesterait le développement des maladies nerveuses à la suite et comme résultat de la maladie vénérienne. Ainsi, l'affaiblissement des fonctions organiques et des facultés intellectuelles, la paralysie, l'épilepsie, l'hypochondrie, la mélancolie, la manie, la démence, l'amaurose, l'apoplexie, peuvent en dépendre. L'aphonie, la raucité de la voix, la surdité, sont aussi quelquefois le résultat d'une affection nerveuse; mais plus souvent, sans doute, ces dernières affections sont un effet de l'état morbide des membranes muqueuses de l'oreille interne et de l'appareil vocal.

Toutes les affections nerveuses dont je viens de parler ont aussi été remarquées à la suite de l'usage du mercure administré contre les phénomènes primitifs de la maladie vénérienne, ce qui a fait dire aux partisans de la non existence du virus syphilitique, qu'elles étaient le résultat du traitement plutôt que l'effet de la maladie. Il est vrai effectivement que, parmi les accidents fàcheux du mercure, il faut compter en première ligne ceux qu'éprouvent le cerveau et le système nerveux en géneral ; mais les dangers du mercure dans le traitement de la syphilis ne sauraient infirmer les effets consécutifs de cette affection. Tous ceux qui éprouvent de ces maux indicibles qui les torturent le jour et la nuit, viennent accuser l'imprudence du traitement de leur jeunesse. Ils avaient des écoulements, ils ont désiré en être vite débarrassés, ils ont eu recours au copahu, aux injections, et plus tard des symptômes généraux se sont déclarés. Pour remédier à ces migraines rebelles, à ces douleurs nerveuses il faut recourir au traitement par le Rob de Boyveau, indiqué à la fin de ce guide pratique, et après quelques bouteilles le soulagement se fait sentir.

CHAPITRE VII.

L'impuissance, connue sous les noms de débilité, d'anaphrodisie, d'agénésie, ne doit pas être confondue avec la stérilité, qui se reconnaît à des désirs et à une faculté vénérienne sans puissance prolifique, ou, si l'on veut, à une aptitude à la copulation, avec inaptitude à la génération ; tandis que l'impuissance est une *syncope génitale*, caractérisée par l'abolition permanente ou passagère des facultés nécessaires pour une parfaite copulation. L'impuissance est beaucoup plus fréquente chez l'homme que chez la femme, parce que, chez cette dernière, la conformation des parties qui servent à la copulation la met à même de recevoir presque toujours, au moins d'une manière passive, les embrassements de l'homme. L'impuissance est *absolue* lorsqu'elle dépend de l'absence des organes génitaux. L'impuissance peut encore être absolue, lorsque les organes génitaux existent, mais vicieusement conformés ou pathologiquement altérés ; l'absence des testicules n'est pas un obstacle aux jouissances de l'amour. Les eunuques sont stériles, il est vrai, parce qu'ils ne peuvent éjaculer, mais non toujours impuissants en amour. L'impuissance est *constitutionnelle*, ou par frigidité, lorsqu'elle dépend d'un tempérament apathique et très-froid, ou qu'elle est une conséquence de la débilité générale qui frappe toute l'économie. L'impuissance est *locale*, lorsqu'un individu, doué d'une certaine vigueur, éprouve une faiblesse et une inertie marquées des organes génitaux. Les personnes d'un tempérament mélancolique sont prédisposées à l'anaphrodisie, qui peut être le résultat, 1° de désirs trop empressés et d'une imagination trop ardente ; 2° de la crainte de n'être point aimé ; 3° de l'extase qui survient à la vue des attraits d'une femme bien faite et jolie ; 4° d'une continence qu'impose la pureté d'un véritable amour ; 5° d'une extrême susceptibilité nerveuse.

L'exercice abusif et prématuré des organes génitaux, et surtout l'excès de la masturbation, causent fréquemment l'anaphrodisie atonique. On a remarqué aussi que, par un effet tout opposé, l'abstinence absolue des plaisirs vénériens devait affaiblir et même annihiler à la longue les facultés génitales. L'anaphrodisie peut être le fruit de l'influence de diverses situations morales de l'homme sur l'action des organes génitaux : certaines passions, telles que la haine, la jalousie, la vue de quelque difformité, le dégoût inspiré par une haleine fétide, des espérances déçues dans l'acte conjugal, peuvent encore y donner lieu. Les constitutions éminemment lymphatiques s'accompagnent d'un état de froideur qui peut aller jusqu'à l'impuissance : cette espèce d'anaphrodisie atteint principalement les individus qui sont doués d'un excessif embonpoint. M. Lallemand (*des Pertes séminales involontaires*, 1836, page 289) rapporte l'exemple d'un hypocondriaque qui fut frappé d'impuissance tant que la cavité intestinale contint des vers ascarides.

L'impuissance provient aussi souvent de l'émission vicieuse de la liqueur séminale. Cette névrose génitale atteint généralement des sujets nerveux, d'une constitution délicate ou affaiblie.

Lorsque l'émission de la semence se fait avec lenteur, ce qui dépend d'une constitution apathique ou de l'atonie des organes génitaux ; lorsque l'éjaculation n'a lieu qu'après la manifestation du plaisir chez la femme, et lorsque la fatigue, peut-être le dégoût, ont succédé aux désirs, il est important de réclamer les secours de la médecine.

L'agenesia dispermia refluens, qui consiste dans le reflux de la liqueur spermatique vers les vésicules séminales et la pénétration de ce fluide dans la vessie, sans qu'il ait atteint l'extrémité du pénis, a été introduite dans la science sous l'autorité de Petit. (*Mémoire de l'Académie de chirurgie*, tome I, page 124.) La description qu'il en a donnée a été transcrite par Sauvages. Dans cette maladie, au moment du coït, il n'y a point d'émission de semence, et ce n'est qu'après l'acte et lorsque les urines sont rendues, que le sperme est rejeté au dehors. Ce cas est assez commun chez les personnes qui ont subi de fréquentes blennorrhagies, et qui, par cette circonstance, ont contracté quelque rétrécissement ou quelque induration portant sur le canal de l'urètre,

ou bien qui ont le passage des urines embarrassé par l'accumulation
d'un mucus concret.

L'impuissance peut être la suite de la faiblesse particulière des organes génitaux due à des jouissances vénériennes anticipées, à l'abus
de ces mêmes jouissances, ou à celui, plus dangereux encore, des
plaisirs solitaires ou de la masturbation. Les méditations profondes et
soutenues peuvent causer l'impuissance, comme les frictions mercurielles, la liqueur de Wan-Sviéten, le baume de copahu, les saignées
répétées, les préparations d'iode et surtout l'iodure de potassium et les
injections astringentes, etc.

Les anciens ont dit que les Muses étaient vierges, pour exprimer le
peu de disposition qu'ont les savants au plaisir de l'amour physique ;
le bon La Fontaine nous a dit aussi :

Un muletier à ce jeu vaut trois rois,

Chez les gens de lettres, l'encéphale absorbe toute l'activité aux
épens des parties génitales, qui sont souvent émaciées et flétries.

Lorsque l'impuissance dépend de la force de l'imagination, il faut
se rappeler le conseil que Montaigne donnait à un nouveau marié qui
était dans un cas semblable : « Qu'il vaut mieux, dit cet écrivain phi-
losophe, faillir indécemment à étrenner la couche nuptiale pleine d'a-
gitation et de fièvre, en attendant une autre commodité moins alar-
mée. »

Si la faiblesse ou l'impuissance des organes génitaux était toujours
a suite du libertinage, on ne ferait point ici mention des aphrodisia-
ques ; mais une foule de causes peuvent diminuer ou détruire, chez les
personnes les plus vertueuses et les plus sages, l'aptitude à se refroi-
dir ; le médecin doit donc employer toutes les ressources de son art
pour rendre à ces infortunés l'exercice de la fonction la plus impor-
tante de la jeunesse.

Les breuvages et les philtres amoureux, les diablotins d'Italie ; en
un mot, toutes les préparations destinées à ranimer les organes de la
reproduction, doivent aux cantharides leurs faibles avantages et leurs
terribles dangers. On frissonne en voyant la main des Grâces, dit
Chaumeton, dans le *Dictionnaire des Sciences médicales*, présenter la
coupe empoisonnée pour assouvir une passion brutale. La mort pré-
maturée de Lucrèce est attribuée, par les biographes de ce poëte célèbre, à un philtre amoureux qu'il reçut de sa chère Lucilia. *Am-
roise Paré* raconte qu'une courtisane ayant saupoudré de cantharides
es mets qu'elle offrait à l'un de ses amants, cet infortuné fut attaqué

d'un priapisme violent et d'une perte de sang par l'anus, dont il mourut. Le même auteur cite l'exemple d'un abbé qui, pour se montrer preux chevalier de Vénus, avala une dose de cantharides qui lui causa une hématurie mortelle. On assure que l'excellent acteur Molé, désirant prouver qu'il conservait encore, au déclin de sa carrière, la vigueur qui est l'attribut de la jeunesse, prit un breuvage dans lequel entraient les cantharides, et trouva la mort au lieu de la jouissance qu'il cherchait. Il me serait facile d'ajouter à ce martyrologe les noms de plusieurs jeunes libertins qui, malgré mes conseils, ont eu recours aux cantharides, et bientôt ont terminé leur existence au milieu des tourments.

Pour remédier convenablement à la débilité des organes génitaux chez l'homme, il faut que le médecin en apprécie l'origine et que le traitement aphrodisiaque soit en harmonie avec la cause qui la produit. Pour les débilités provenant des suites de la masturbation, on fera usage d'aliments spéciaux et d'une liqueur tonique, et quand cette faiblesse génitale proviendra de gonorrhées traitées par le copahu et les injections, il faudra avoir recours à six ou dix bouteilles de Rob de Boyveau, un ou deux printemps de suite.

Des moyens préservatifs contre la contagion vénérienne.

L'usage des baudruches, inventées par un médecin anglais, dont ils portent le nom, est aujourd'hui le moyen sur lequel les libertins fondent leur sécurité avec le plus de confiance ; mais ce n'est pas un préservatif certain ; car, comme le fait observer M. Jourdan, en parlant de ces sachets, « à part même les solutions de continuité, les éraillements qu'ils peuvent offrir et leur perméabilité, ils ne garantissent que la verge, laissant le scrotum et la région pubienne exposés à la contagion. »

L'époque où fut conçue la première idée de recourir aux moyens de préserver de maladies les organes génitaux remonte aux temps les plus reculés. Les précautions recommandées par Moïse, après l'acte vénérien, en paraissent une preuve, et l'habitude que les peuples d'Orient ont de se mettre dans le bain après le coït, ainsi que l'impose leur religion, tire probablement sa source du Lévitique.

La contagion vénérienne étant plus rare chez les Orientaux que parmi les autres peuples, on croit que cet avantage est dû à l'habitude qu'ils ont de se baigner après avoir satisfait aux besoins de l'amour ; mais tout en convenant que les bains, comme moyens de propreté, peuvent être utiles, je crois qu'il faut attribuer principalement la moindre susceptibilité des Orientaux à contracter la syphilis, à la forme de leurs vêtements, dont l'ampleur donne lieu à un frottement continuel des organes génitaux, ce qui en émousse la sensibilité, et les rend, par cette raison, moins sujets à la contagion vénérienne.

S'il existait un spécifique certain contre la contagion, faudrait-il le faire connaître ? — Oui, bien certainement, quoiqu'un médecin justement estimé, dans un ouvrage tout récent, n'épargne pas le blâme à ceux qui seraient tentés de faire connaître des spécifiques contre la contagion. (PARENT-DUCHATELET, *De la Prostitution dans la ville de Paris*, tom. II, p. 516 et suiv.) Suivant lui, « c'est à la morale qu'il appartient d'examiner à quel point est licite une invention dont l'unique objet est d'ajouter à l'attrait naturel du vice, celui de l'impunité. » De telles idées n'ont plus cours parmi les médecins ; on ne peut guère les retrouver que dans le bref du pape (1826), qui frappe d'anathème un moyen préservatif bien connu, et qui donne, entre autres motifs, celui-ci : Qu'un préservatif *entrave les décrets de la Providence, qui a voulu punir les créatures par où elles avaient péché.*

Depuis quelques années, la médecine et la chimie se sont beaucoup occupées de rechercher les moyens hygiéniques les plus convenables pour se préserver de la syphilis. La solution de ce problème eût été de pouvoir se soustraire à la contagion qui s'effectue pendant l'acte vénérien, la syphilis étant admise ; ou même avec sa femme légitime dans certaines conditions données, telles que le retour d'âge, le moment de la menstruation, la présence de dartres, l'existence des flueurs blanches, les diverses ulcérations du col de la matrice, etc.

Les préservatifs appliqués à des cas semblables se trouvent sans aucun doute avoués par la saine morale, et ils sont de deux ordres :

1° Ceux qu'on doit employer avant l'acte du coït, et qui ont pour but d'empêcher l'absorption du virus.

2° Ceux que l'on met en usage après l'acte, afin de neutraliser chimiquement l'action de la matière contagieuse.

Je crois que, dans l'intérêt de la santé publique, il y aurait un important avantage à propager l'emploi des préservatifs ; mais je dois abandonner ce sujet, ne voulant froisser aucun préjugé.

Lorsqu'une personne s'est exposée à la contagion, et qu'à cet égard les craintes sont fondées, nous donnons le conseil de se soumettre immédiatement au Rob de Boyveau ; une bouteille ou une demi-bouteille suffisent souvent pour aller au-devant des accidents. S'il y a contagion, la maladie reste toujours bénigne.

CHAPITRE VIII.

1° M. M..., âgé de quarante-quatre ans, contracta, en 1843, un
écoulement, à la suite de relations avec une femme qui se disait saine.
Il eut recours aux capsules de Mothes, et aux injections astringentes.
Ce traitement diminua seulement l'intensité de l'écoulement. Le malade avait conservé un suintement qu'aucun moyen n'était parvenu à
tarir.

Je lui conseillai l'emploi du Rob de Boyveau-Laffecteur. Deux
bouteilles suffirent pour la guérison, et depuis huit mois rien n'a
reparu.

2° Une dame, incommodée d'un écoulement leucorrhéique, com-
muniqua à M. X... une véritable blennorrhagie. Elle affirma toutefois
que la santé de son mari n'avait pas souffert la moindre atteinte. Ce
fait, qui est très-fréquent dans la pratique, déconcerte au plus haut
degré les personnes du monde, dont les opinions sont complétement
erronées à cet égard. Les deux malades se traitèrent par le copahu
et le cubèbe sans obtenir le moindre succès.

Une seule bouteille a suffi pour la dame; tandis que l'homme fut
obligé de consommer trois bouteilles; l'emploi de quelques bougies,
selon ma méthode, devint indispensable pour prévenir un rétrécissement du canal qui menaçait de se former.

3° Deux jeunes gens communiquèrent avec la même fille, dans
une des maisons de tolérance de la rue de Richelieu. L'un contracta

un écoulement, l'autre un chancre. Ils vinrent me consulter le 1er octobre 1846, c'est-à-dire au début de leur maladie. Trois bouteilles de Rob ont suffi à leur guérison.

4° Un élève de l'école Polytechnique portait un ulcère au gland: un phimosis s'était déclaré consécutivement. Il eut recours à un praticien en réputation, et l'*iodure de potassium* fut administré. Ce médicament fatigua beaucoup le malade, et ne détermina aucune amélioration. Je reçus ce jeune homme à ma consultation le 15 octobre 1846, et le 15 novembre il était complétement guéri à l'aide de *quatre* bouteilles de Rob.

5° Le général X... avait été traité au moyen de l'iodure de potassium à la suite de plusieurs gonorrhées. Différents sels mercuriels furent associés à ce traitement, auquel on assignait une grande valeur. En effet il s'agissait de combattre une grave complication de symptômes. La figure était couverte de dartres (on plutôt de syphilides); il y avait douleur générale et intense dans le trajet de tous les membres : une migraine fréquente paralysait les actes de l'intelligence. En outre on avait constaté un rétrécissement du canal et des symptômes d'impuissance la plus complète.

Étant appelé à reconnaître l'état du général X..., je m'empressai de le soumettre à l'emploi du Rob. En trois mois la guérison fut effectuée : douze bouteilles de Rob devinrent nécessaires.

6° Une petite fille, âgée de sept ans, offrait des signes caractéristiques de la constitution scrofuleuse : engorgement des glandes du cou, teinte mate de la peau, regard éteint, auréole bleuâtre au-dessous des paupières inférieures, etc. La santé de la mère était parfaite; mais le père avoua que dix-huit mois avant son mariage, il avait été atteint d'une gonorrhée, et que, sauf quelques modifications, la maladie s'était constamment maintenue.

Le mode de traitement devenant ici exceptionnel, je soumis l'enfant au Rob, pendant trois saisons de suite ; depuis le mois de mars jusqu'au mois d'août. Après ce laps de temps, il y avait guérison solide : le tempérament maladif ne laissait plus une seule de ses traces.

7° La baronne de..., âgée de vingt-deux ans, fut, à l'issue de son mariage, excessivement incommodée de flueurs blanches, de démangeaisons âcres aux parties et à l'anus. Cependant son mari croyait avoir toutes les garanties voulues sur sa santé au moment de son union. Ayant contracté une gonorrhée deux ans auparavant, il s'était traité par les capsules de Mothes et celles de Raquin. Sa sécurité se trouvait fondée sur ce que rien n'avait reparu au moment de son mariage. Or, l'exaltation inséparable du rapprochement entre jeunes époux raviva le germe d'une maladie toujours existante : elle se reproduisit cette fois sous forme *de chancres volants*. Quatre bouteilles de Rob pour le mari, et deux pour la femme, suffirent pour une guérison complète qui ne s'est pas démentie.

8° Madame de..., femme d'un consul étranger, était affectée d'une ulcération *aphtheuse suspecte* de l'arrière-gorge, et de *granulations* du col de la matrice, par suite des écarts de son mari. La maladie étant jugée des plus graves, on tenta l'emploi de la décoction rapprochée de salsepareille, d'après la méthode de Sainte-Marie ; l'iodure de potassium, l'iodure de mercure, furent ensuite administrés pour réparer l'insuccès de la salsepareille. Enfin on pratiqua la cautérisation du col de l'utérus. On était arrivé à proposer l'excision des amygdales, lorsque la malade se présenta à ma consultation. Le traitement, qui exigea deux mois de temps, se composa seulement de huit bouteilles de Rob de Boyveau.

9° M. ..., chef de bureau d'une administration publique, âgé de vingt-neuf ans, était depuis trois ans dans un état de morosité voisine de l'hypochondrie, que motivait son état actuel. Un suintement habituel de l'urètre se liait avec une affection catarrhale de la vessie : l'impuissance avait complété cette affligeante position, après l'abus du copahu. Douze bouteilles de Rob ont été employées dans ce cas remarquable. Le malade s'est marié, et son premier enfant atteste la santé irréprochable dont jouit maintenant le père.

10° Madame X... m'a offert une des observations les plus concluantes que je puisse rapprocher du fait précédent.

Elle avait constamment les yeux rouges, et cette couleur hâve de la peau que donne la maigreur. Un flux leucorrhéique absorbait ses forces et annulait toute énergie morale. A peine son mari parvenait-il, comme époux, à lui faire partager ses désirs ; cet homme d'ailleurs, doué d'un tempérament ardent, s'irritait de la stérilité de sa femme. Six bouteilles de Rob ont suffi pour ramener à l'état normal des organes, qui heureusement n'étaient qu'entravés dans leurs fonctions. Madame X... est accouchée au bout de dix mois d'un enfant bien portant et très-vigoureux.

11° M. ..., âgé de dix-sept ans, encore au collége, eut le malheur de céder à de funestes conseils, en s'exposant avec une fille publique ; un chancre et un bubon furent la conséquence de ce fait. Le jeune homme m'ayant consulté immédiatement, quatre bouteilles de Rob, et un régime séyère, guérirent complétement la maladie prise à son début.

12° Un ouvrier ébéniste se trouvait atteint d'une phthisie au deuxième degré, résultant d'une saturation mercurielle. Le malade me fut vivement recommandé, et j'entrepris la guérison, qui eut lieu

au bout de quatre mois, après l'emploi de quinze bouteilles de Rob.
Je ferai observer, à ce sujet, que de nombreuses observations ont
démontré constamment la puissance du Rob, dans le cas de phthisie
produite par l'emploi abusif ou intempestif des préparations mercurielles.

Observations communiquées par M. D'Étilly, médecin à Paris, sur l'emploi du Rob
de Boyveau.

Première observation. M. L..., armateur, après un voyage au long
cours, vint me trouver le 10 avril 1845. Il était âgé de quarante-cinq
ans, et se trouvait, pour la première fois, atteint d'une affection
syphilitique; ce qui produisait sur lui une affection morale des plus
pénibles; il motiva ainsi sa démarche auprès de moi.

A une époque où la maladie vénérienne ne lui était connue que de
nom, le fait suivant devint un de ses souvenirs ineffaçables. En 1824,
le docteur Dupont avait guéri M. T., négociant à M., ainsi que sa femme,
tous deux atteints d'une affection syphilitique. M. L. se rappelait seulement qu'on désignait les symptômes saillants de cette affection,
sous le nom de *scorbut,* et de *dartres pustuleuses vénériennes.* Ce qui
l'avait surtout frappé, c'était le nom du remède; celui du Rob de
Boyveau-Laffecteur, dont le mari prit douze bouteilles et la femme
neuf : ces personnes, ajouta-t-il, étaient des amis de sa famille : je
reviens maintenant au malade, objet de ma consultation.

Il portait à la partie inférieure du gland, près du frein de la verge,
une ulcération assez étendue, et fournissant un pus sanieux. Les forces
digestives s'accomplissaient imparfaitement, et une maigreur remarquable datait surtout depuis trois mois. Après avoir rassuré le malade,
et de plus félicité sur le bonheur de ses souvenirs, je lui fis prendre
sept bouteilles de Rob de Boyveau, qui le guérirent radicalement.

Deuxième observation. — M. V..., enseigne de vaisseau, âgé de
trente-deux ans, se présenta à ma consultation, avec tous les symptômes d'une ophthalmie chronique; la maladie datait de deux ans. Les
paupières avaient été le siége primitif de l'inflammation ; puis le globe
de l'œil s'était trouvé intéressé. Jusque-là M. V... croyait à un mal
d'yeux ordinaire; mais la vision devenant moins nette, l'affection
présentait enfin les caractères les plus alarmants. M. V... redoutait
déjà que la cécité ne vînt détruire toutes les espérances attachées à
une carrière brillante. J'examinai minutieusement l'état des yeux, et je
reconnus une *ophthalmie syphilitique.* J'appris que le traitement avait
eu pour base les préparations mercurielles, qui sont presque exclusivement employées à bord.

M. V.., n'ayant qu'un congé très-limité, me supplia de modifier aussi promptement que possible la gravité de son état, afin, disait-il, qu'il pût au moins goûter un peu de repos moral. Je le soumis au Rob de Boyveau ; trois semaines après il y avait un amendement très-appréciable dans l'ensemble des symptômes.

M. V... fut obligé de partir, et six mois après il me fit savoir qu'il était parfaitement guéri, grâce au traitement exécuté dans toute sa rigueur. Dix-sept bouteilles de Rob de Boyveau furent consommées.

Troisième observation. — Un ouvrier mineur vint réclamer mes soins pour une syphilis chronique qui datait de quinze mois. Cet homme me présenta une lettre du médecin chargé du service de santé de la mine où il travaillait. Voici le sommaire de ce qui s'était passé.

Au début, chancre de la verge bientôt suivi d'un énorme bubon à droite. L'abcès parcourt toutes ses périodes, et est ouvert. On administre la liqueur de Van-Swieten, comme base du traitement, puis les bains de pieds mercuriels selon la méthode italienne. Les accidents primitifs se dissipent complétement ; mais, quinze jours après leur disparition, la peau se couvre de pustules, et d'abord au front (corona Veneris) ; enfin presque tout le corps est envahi par l'éruption. De plus, les gencives deviennent molles et fongueuses ; il y a commencement de salivation. Ce qui captive principalement l'observateur, quel qu'il soit, est la maigreur effrayante du malade, son teint blafard à teinte verdâtre ; la décoloration propre au *facies* des mineurs se combine ici avec celle de l'état maladif. On donne de nouveau le mercure, et les désordres s'accroissent. C'est en *désespoir de cause* qu'on engage le malade à tenter une cure par le Rob de Boyveau-Laffecteur.

Je fus obligé de commencer par les doses les plus minimes, attendu le délabrement des voies digestives. Néanmoins le traitement apporta un changement si inattendu dans l'état général, qu'en six semaines je pus élever les doses jusqu'à huit cuillerées par jour, avec des intermittences, il est vrai. Cinq mois de temps et dix-huit bouteilles de Rob de Boyveau complétèrent la cure, une des plus remarquables qu'un praticien ait à enregistrer.

Ces observations ont été communiquées à M. Giraudeau de Saint-Gervais le 1er décembre 1846.

Dangers du mercure, de l'iode, du copahu et des injections.

De toutes les maladies auxquelles l'homme est sujet, aucune ne mérite davantage de fixer l'attention des médecins et des gens du monde que la maladie syphilitique. Cette maladie flétrit l'existence de l'homme. Abandonnée à elle-même, elle a une durée illimitée, les symptômes s'aggravent, la santé se détériore, et des infirmités pires que la mort peuvent en être les tristes conséquences.

En examinant la thérapeutique de cette maladie, on voit qu'une foule de méthodes et de médicaments divers ont tour à tour été prônés et mis en usage par des médecins, des guérisseurs et des charlatans de toute espèce, qui sont sans aucune connaissance ni titre légal dans la société.

Au milieu de la fluctuation des opinions diverses qui se sont tour à tour englouties dans le fleuve de l'oubli, le mercure a longtemps survécu et a été considéré comme l'antidote par excellence, depuis Bérenger de Carpi. Mais que d'accidents n'a-t-il pas produits! La guerre la plus terrible n'a peut-être jamais été aussi meurtrière; déjà, au seizième siècle, un célèbre médecin, Ulric Hutten, qui avait subi dans l'espace de neuf ans onze traitements mercuriels sans avoir pu guérir radicalement, prétend qu'à cette époque à peine si l'on voyait guérir un malade sur cent.

En province et à l'étranger les substances mercurielles forment encore la base de tous les traitements antisyphilitiques; et si à Paris on a essayé l'iodure de potassium et d'autres méthodes, elles sont aussi dangereuses et peuvent avoir des conséquences encore plus graves. En effet, la mode, dont le royaume n'a pas de limites, a fait adopter des théories qui servent merveilleusement les passions de la jeunesse, mais dont les effets désastreux se révèlent chaque jour. On a voulu faire en théorie deux classes distinctes de maladies, et l'on a dit :

Les écoulements ne sont pas syphilitiques; traitons-les par le copahu ou les injections, et tout sera fini. Quant aux ulcères, il faut aussi les guérir au plus vite, il faut les répercuter, les faire disparaître par la pierre infernale, car c'est une affection locale. Le virus est une vieille chimère, et il ne faut plus s'en effrayer.

Ces théories contentent sans doute la jeunesse inexpérimentée, mais lui préparent des regrets éternels. Qu'on interroge tous les malades d'un certain âge atteints de maladies constitutionnelles et invétérées, et tous viendront témoigner contre ces théories nouvelles, et diront que les mauvais traitements de leur jeunesse sont la cause de leurs souffrances et de leurs tourments. En résumé, ce qu'il importe de savoir, c'est qu'il y a *identité* de nature entre les symptômes; et comme notre croyance ne suffit pas, nous allons nous appuyer sur les autorités les plus irrécusables.

On a longtemps regardé comme une affection de la même nature les divers états morbides qui constituent la syphilis proprement dite. Parmi le grand nombre d'auteurs qui admettent la même propriété d'infection dans les divers accidents produits par cette maladie, Bell et Bosquillon, son traducteur, méritent particulièrement d'être cités.

Je crois aussi important de rapporter quelques passages du *Compendium* sur le même sujet.

Hufeland croit à l'identité, parce que le même virus produit tous les symptômes. Swédiaur a prétendu, à l'exemple de Hunter, que, bien qu'il ne soit pas très-fréquent de voir des écoulements produire la syphilis, il n'est cependant pas rare, surtout dans les grandes villes, de les voir suivis des symptômes de cette maladie. M. Lagneau conclut des faits nombreux qu'il a rassemblés depuis près de trente ans : « que le virus blennorrhagique peut, étant appliqué sur une surface « muqueuse saine, produire des pustules humides, ou tout autre signe « primitif d'infection, et que, par contre, la suppuration provenant « de ces derniers accidents, qu'ils soient primitifs ou consécutifs, est « capable de produire des écoulements. » (*Dictionnaire de Médecine.*) Glossius et Wathely sont du même avis.

Tous les malades atteints d'écoulements sont ordinairement très-pressés pour que le médecin les fasse cesser au plus vite; ce désir est naturel, mais le médecin sage doit les avertir du danger qui existe à les supprimer brusquement, et les soumettre à un traitement dépuratif pour les préserver de tout accident consécutif; et de tous les remèdes, le plus puissant, c'est sans contredit le Rob antisyphilitique de Boyveau-Laffecteur, qui, non-seulement guérit le principe des écoulements, mais encore remédie aux accidents causés par le baume de copahu, qui laisse souvent des traces profondes de son administration.

On a remarqué que l'usage du copahu occasionne quelquefois une éruption semblable à la rougeole, ce qui arrive particulièrement chez les individus dont les organes digestifs sont irrités, et ce doit être une raison de ne faire usage de ce médicament que lorsque le tube intestinal est sain. Souvent aussi il détermine des gastrites, des rétentions d'urine, des diarrhées interminables et un affaiblissement général de la constitution. Aussi n'est-il pas rare de voir l'impuissance partielle ou complète être presque toujours la suite de l'emploi du baume de copahu ou des injections. L'intelligence la plus ordinaire peut comprendre que puisque tous les écoulements se communiquent par la moindre parcelle, il est fort imprudent de répercuter de pareils mucus, et que, si on les pallie, la contagion s'exerce sur l'individu lui-même. Il est donc de la plus haute importance de toujours avoir recours au Rob de Boyveau-Laffecteur pour la moindre affection contagieuse de quelque nature qu'elle soit. Disons un mot maintenant des conséquences produites par les traitements palliatifs sur la santé des enfants.

De même que les parents peuvent transmettre à leurs enfants leur ressemblance et leur aptitude intellectuelle, de même aussi ils peuvent leur communiquer une disposition aux maladies auxquelles ils sont sujets.

De toutes les affections connues, la syphilis est celle qui a le plus de tendance à se transmettre par hérédité et à se manifester immédiatement ou peu de temps après la naissance ; ce qui crée, pour les enfants qui en sont affectés, un état chétif et misérable qui en fait périr le plus grand nombre, et ne laisse à ceux qui survivent qu'une constitution délicate et faible qui les prédispose à transmettre à leur progéniture la maladie qu'ils avaient eux-mêmes apportée en naissant, ou tout au moins quelques-unes des affections dégénérées de ce principe, telles que les scrofules, les dartres, la goutte, etc.

Avant de parler des dangers du mercure, disons un mot sur l'engouement qui existe généralement pour l'emploi de l'iode et de l'iodure de potassium. Cet agent métallique a été préconisé d'abord pour la guérison des goîtres, et effectivement il agit violemment sur toutes les glandes, et il produit l'étisie, le marasme, un amaigrissement général et une débilité dans tout le système nerveux, en desséchant les glandes qui sécrètent tous les fluides ; et le meilleur remède à opposer aux accidents produits par l'iode, c'est le Rob de Boyveau-Laffecteur.

M. Esquirol, dans sa *Statistique des causes productives de l'aliénation mentale*, prouve qu'il y a cent cinq cas de folie par hérédité, huit occasionnés par la syphilis et quatorze par l'emploi du mercure. M. Capuron dit que la syphilis mal guérie produit souvent la fongosité et le cancer des narines, la carie des os du palais, des os propres du nez, des maux de tête violents, le tremblement, la convulsion des membres, la paralysie, l'insomnie, l'affection hypochondriaque, mélancolique ou hystérique.

« La folie, dit Foderé, peut être produite par l'abus du mercure dans le traitement des maladies. M. Double a vu deux cas de cette espèce, qu'il a guéris. »

Dans le *Journal de Paris* du 16 janvier 1789, on trouve une lettre adressée aux rédacteurs par M. Gilbert, professeur à l'école vétérinaire, dans laquelle il est dit :

« Sur vingt personnes que l'aliénation d'esprit conduit à Charenton, le père Edme a remarqué qu'il y en avait dix-neuf au moins qui avaient été soumises à des traitements mercuriels, et que le désordre est d'autant plus grand que les traitements ont été plus longs et plus souvent répétés. »

A l'époque où il était généralement admis qu'on ne pouvait guérir sans mercure, déjà des observateurs de premier ordre avaient reconnu qu'il échouait souvent contre ce genre de maladies. « Ceux qui affirment que le mercure guérit toutes les maladies vénériennes se trompent ou veulent tromper, dit Van Swieten, car il en est dans lesquelles il est sans efficacité, quelle que soit la manière dont on l'emploie, et souvent même il peut occasionner les accidents les plus graves dans une infinité de cas. »

Louis convient aussi que le mercure ne guérit pas toujours ; que souvent, au contraire, les symptômes augmentent, ou qu'il survient de nouveaux accidents dans les cas même où le traitement semble avoir été dirigé avec le plus de prudence.

Malgré une longue expérience, toujours couronnée de succès, il est donc utile de ramener l'attention publique à l'idée que le Rob antisyphilitique de Boyveau-Laffecteur est une des plus heureuses découvertes dont la médecine puisse s'honorer. C'est à cette multitude de malades guéris radicalement, c'est aux hommes de l'art vieillis dans une routine meurtrière, et que les cures étonnantes opérées sous leurs yeux par ce remède ont amenés à un mode de traitement moins dangereux et plus certain, qu'il convient d'en appeler. De pareils suffrages ne peuvent être suspects, ils parlent d'eux-mêmes, avec éloquence, et ils étoufferont toujours les vains efforts de la calomnie ou de la malveillance, et conserveront à ce spécifique la confiance qu'il mérite et qu'il a obtenue.

Il est évidemment prouvé, depuis nombre d'années, que le Rob guérit tous les maux syphilitiques ; que, loin d'affaiblir l'économie animale, comme le font toutes les préparations mercurielles, il augmente au contraire son activité. Si on le considère sous le rapport de sa sûreté, elle est démontrée par les suffrages de la Société de Médecine, par les succès qui ont constamment suivi son emploi ; enfin, sa composition végétale ne peut être mise en doute, après les épreuves par lesquelles il a passé lors de sa découverte, et dont le résultat a été publié par les chimistes les plus distingués.

La nutrition chez l'homme est le résultat de l'*assimilation vitale* : l'on entend par là que toutes les choses qui nourrissent doivent avoir été douées de la vie, soit végétale, soit animale. Voilà pourquoi le corps humain est réfractaire aux substances minérales, qui ne sauraient, dans aucun cas, être *alibiles*, c'est-à-dire renfermer un élément nutritif quel qu'il soit.

Ainsi, les diverses préparations à base d'iode, telles que celle d'iodure de potassium ; celles résultant de la combinaison de l'or, de l'antimoine, de l'arsenic, du mercure, etc., agissent sur l'homme par des réactions particulières, en dehors de l'acte nutritif, et toujours en faisant éprouver à l'organisme une secousse plus ou moins violente, plus ou moins funeste. On aura une idée arrêtée sur le mode d'action des substances minérales, par le seul exemple de l'iode. Cette substance a la propriété d'*atrophier*, en d'autres termes, de dessécher les glandes du sein, particulièrement les testicules, les ovaires, etc. L'iode amène conséquemment la maigreur générale, la stérilité chez les femmes, et l'impuissance chez les hommes.

En portant l'examen plus loin, on saura que le copahu est souvent désastreux par ses effets. Son emploi a presque toujours pour dénoûment l'apparition des symptômes généraux de la syphilis *constitutionnelle* : celle-ci se révèle encore dans ce cas par des taches cuivrées (syphilides), des douleurs dans les membres, etc.

On comprendra maintenant que, quel que soit le mode d'introduction dans l'économie des substances minérales, leurs effets restent les mêmes.

Dans les traitements par les injections, on peut sans doute faire disparaître, souvent assez promptement, quelques symptômes vénériens ; mais il n'y a, en réalité, qu'une véritable répercussion du virus syphilitique, et rien n'est neutralisé. La maladie est seulement palliée, masquée, en un mot *blanchie*, pour employer l'expression vulgaire, d'ailleurs très-pittoresque. On doit donc s'attendre, tôt ou tard, à voir naître des symptômes consécutifs, et c'est à partir de cette époque que commence la syphilis chronique ou *constitutionnelle*, avec ses formes variées et parfois si bizarres. Nous ne passerons pas sous silence, au sujet des injections, que les gastrites, les gastralgies (affections nerveuses de l'estomac), les rétrécissements de l'urètre, les cystites, sont les terminaisons ordinaires de ce genre de traitement.

La cautérisation par la pierre infernale, l'alun, ou tout autre caustique, agit toujours en vertu de l'action répercussive ; ce que démontrent certains symptômes redoutables, tels que les engorgements du testicule, des glandes de l'aine, des aisselles, et les diverses affections de la gorge.

Enfin, les symptômes *secondaires* et *tertiaires* de la syphilis doivent être rapportés à l'emploi des agents dont nous venons de parler.

Ces explications étant données seront accessibles à toutes les intelligences. On concevra parfaitement que le Rob de Boyveau-Laffecteur est un remède *assimilable*, c'est-à-dire analogue aux substances nutritives ; que, dès lors, il sera évidemment porté dans la circulation, là où réside le virus syphilitique. Or, les propriétés curatives du Rob étant maintenant en dehors de toutes discussions ou opinions systématiques, on aura, à cet égard, l'ensemble des garanties acquises pour obtenir une guérison solide et entièrement exempte de récidives.

NOUVELLES AUTORISATIONS

OBTENUES EN 1846 ET 1847.

PRÉFECTURE DU DÉPARTEMENT DE LA MEURTHE.

Le préfet de la Meurthe autorise lesdits sieurs Suard, Leprieur et Vasy, tous trois pharmaciens en résidence dans le département de la Meurthe, à tenir le dépôt dont il s'agit, sous les conditions prescrites par le décret précité. — Nancy, le 7 décembre 1846. — Le Préfet de la Meurthe, Signé : ARNAUD.

PRÉFECTURE DE L'ALLIER.

Monsieur, conformément au désir que vous m'avez exprimé, je viens d'autoriser le sieur Mérié, pharmacien à Moulins, à tenir en dépôt le *Rob de Boyveau-Laffecteur*, dont vous êtes aujourd'hui propriétaire. — Moulins, le 30 novembre 1846. — Le Préfet de l'Allier, Signé E. MÉCHIN.

PRÉFECTURE DU HAUT-RHIN.

Monsieur, d'après la demande que vous m'avez faite récemment, j'ai agréé M. Duchamp, pharmacien à Colmar, comme dépositaire du *Rob de Boyveau-Laffecteur*.

Je lui ai fait immédiatement notifier l'arrêté d'autorisation que j'ai rendu à cet effet. — Colmar, le 4 décembre 1846. — Le préfet du Haut-Rhin, Signé : BRET.

SOUS-PRÉFECTURE DE LISIEUX.

Monsieur, je vous fais connaître que je viens d'écrire aujourd'hui à MM. Bigot, Le Rat et Linant, pour leur annoncer que je les autorisais à vendre le *Rob de Boyveau-Laffecteur*, dont vous les avez rendus dépositaires. — Lisieux, le 2 décembre 1846. Signé : NASSE.

DÉPARTEMENT DE VAUCLUSE.

Monsieur, en vertu de l'article 3 du décret du 25 prairial an XIII, j'ai déclaré audit M. Bernard l'autorisation qui lui est nécessaire pour vendre et distribuer légalement le remède dont il s'agit. — Pour le sous-préfet de Carpentras, empêché, signé : MESNAULT.

PRÉFECTURE DE L'INDRE.

Monsieur, je viens d'autoriser M. PEYROT, pharmacien à Châteauroux, et M. Pépin, parmacien à Argenton, à tenir en dépôt le *Rob de Boyveau-Laffecteur*. — Châteauroux, le 8 décembre 1846. — Signé : F. LEROY.

DÉPARTEMENT DE L'AISNE.

Monsieur, j'ai l'honneur de vous donner avis que, faisant droit à votre demande, j'ai autorisé M. Lecocq, pharmacien à Saint-Quentin, à tenir le dépôt de votre *Rob de Boyveau-Laffecteur;* mon arrêté d'autorisation est remis aujourd'hui même à M. Lecocq.—Saint-Quentin, le 12 décembre 1846.—Le sous-préfet. Signé : BALLAUD.

DÉPARTEMENT DE LA MANCHE.

Nous, Préfet du département de la Manche, arrêtons : — Les sieurs Dosbert, pharmacien à Cherbourg ; Lecauchoir, pharmacien à Saint-Lô, et Orange, pharmacien à Granville, sont autorisés à tenir dans le lieu de leur résidence le dépôt du Rob dont il s'agit. — A Saint-Lô, lesdits jour et an. Signé : BONNET.

PRÉFECTURE DE L'AUDE.

Monsieur le docteur, j'ai l'honneur de vous informer, en réponse à votre lettre du 25 novembre dernier, que, par décision de ce jour, j'ai autorisé M. Caffort, pharmacien à Narbonne, à avoir en dépôt chez lui le *Rob de Boyveau-Laffecteur*, dont vous êtes devenu propriétaire. —Carcassonne, le 17 décembre 1846.—Le Maître des requêtes; Préfet de l'Aude. — Signé : BRIAN.

PRÉFECTURE D'EURE-ET-LOIR.

J'ai l'honneur de vous prévenir qu'après avoir pris communication des diverses pièces jointes à votre dépêche du 26 courant, j'ai autorisé, ainsi que vous me l'avez demandé, par arrêté de ce jour, le sieur Gilbert-Barrier, pharmacien à Chartres, à tenir en dépôt le *Rob de Boyveau-Laffecteur.*—Chartres, le 28 novembre 1846.—Signé : Baron DE JESSAINT.

PRÉFECTURE DE LA HAUTE-VIENNE.

Monsieur, je vous annonce que, par arrêté de ce jour, pris sur la proposition de M. Giraudeau de Saint-Gervais, je vous agrée comme dépositaire du *Rob de Boyveau-Laffecteur.*—Limoges, le 4 janvier 1846.—Signé : MORISOT.—A M. Dumas, pharmacien à Limoges.

PRÉFECTURE DES ARDENNES.

Monsieur, j'ai l'honneur de vous informer que, conformément à la demande que vous m'avez adressée dans le courant du mois de décembre dernier, j'ai agréé, à la date de ce ce jour, comme dépositaires du *Rob de Boyveau-Laffecteur*, les sieurs Cressan-Chayaux, pharmacien à Mézières ; Bourguignon, pharmacien à Sédan ; Lorphelin-

Caillet, pharmacien à Charleville. — Mézières le 5 janvier 1847. — Signé : Le Préfet, DELON.

PRÉFECTURE DE LA SEINE-INFÉRIEURE.

J'ai l'honneur de vous donner avis que je viens enfin de recevoir l'autorisation de vendre votre *Rob de Boyveau-Laffecteur*, après avoir écrit deux fois à M. le Préfet, afin d'obtenir cette autorisation.

Nous, pair de France, autorisons le sieur Esprit à tenir le dépôt dont il s'agit, sous les conditions prescrites par le décret susnommé. — A Rouen, en l'hôtel de la Préfecture, le 14 octobre 1846.

PRÉFECTURE DES BASSES-PYRÉNÉES.

M. le Préfet des Basses-Pyrénées, par arrêté du 6 janvier 1847, a autorisé la vente du *Rob de Boyveau-Laffecteur*, chez MM. les pharm. ci-après : à Pau, Detay ; à Bayonne, Laitselard ; à Orthez, Maignes fils.

INSTRUCTION

POUR

L'EMPLOI DU ROB BOYVEAU-LAFFECTEUR.

On commencera par deux ou trois cuillérées à soupe matin et soir, une heure au moins avant ou après le repas ; le troisième jour, on augmentera d'une cuillerée matin et soir. Vers le dixième jour, on en prendra quatre le matin, quatre à midi et quatre le soir, et même cinq chaque fois, si l'estomac supporte bien ces doses.

Une bouteille de litre peut être prise en huit, dix ou douze jours.

Ce Rob se prend *pur* ou étendu dans son volume d'eau, et on peut boire, demi-heure après, un verre d'eau sucrée avec sirop de gomme ou de guimauve.

Les femmes suspendront le traitement pendant l'époque de la menstruation. La grossesse et l'allaitement sont loin d'être une raison pour ne pas se soumettre au Rob ; c'est au contraire le seul et unique genre de traitement qui puisse guérir les enfants à la mamelle ; car alors on guérit l'enfant en soignant la nourrice.

Les gens faibles ou de mauvaise constitution gradueront les doses selon la force de leur estomac ; il ne faut point augmenter les doses de manière à ce qu'elles fatiguent.

A doses convenables, le Rob tient le ventre libre et purge quelquefois légèrement; mais s'il y avait plus de deux selles par jour, il faudrait diminuer les doses. Ce remède, doux et agréable à avaler, ne doit jamais causer aucune incommodité, et si par suite d'un état nerveux de l'estomac il fatiguait plus ou moins, il faudrait commencer par une cuillerée et même demi-cuillerée matin et soir, et l'on augmenterait ensuite graduellement les doses. Pendant les rhumes ou les accès de fièvre on suspend le traitement.

Les enfants de huit à quatorze ans commenceront par une cuillerée matin et soir.

RÉGIME HYGIÉNIQUE.

Voici les aliments que nous indiquons :

Les viandes rôties ou bouillies, le poisson plat de mer, celui de rivière en général, la volaille, les œufs frais ; en légumes, les pommes de terre, les carottes, les légumes frais de la saison. On peut boire du vin rouge étendu d'eau en mangeant. On doit prendre quelques bains avec trois ou quatre litres de son, et employer des bains sulfureux ou de Baréges factices pour les maladies de la peau.

BOISSONS MÉDICINALES.

Dans les maladies anciennes ou dégénérées, on peut prendre quatre ou cinq verres de tisane de salsepareille, 50 grammes dans un litre d'eau, qu'on fait bouillir et réduire d'un quart, et que l'on sucrera avec du Rob ; l'on peut avec avantage prendre un verre de salsepareille après avoir avalé le Rob de Boyveau.

Pour les maladies nouvelles, on doit remplacer la tisane de salsepareille par de l'eau édulcorée avec du sirop de gomme ou de guimauve, et trois ou quatre cuillerées de Rob dans une carafe d'eau.

Les personnes qui ne pourraient pas faire de tisane de salsepareille y suppléeront en mettant cinq cuillerées de Rob de Boyveau dans un litre d'eau, qu'on boira en vingt-quatre heures.

Paris. — Typographie de Lacrampe fils et Comp., 2, rue Damiette.

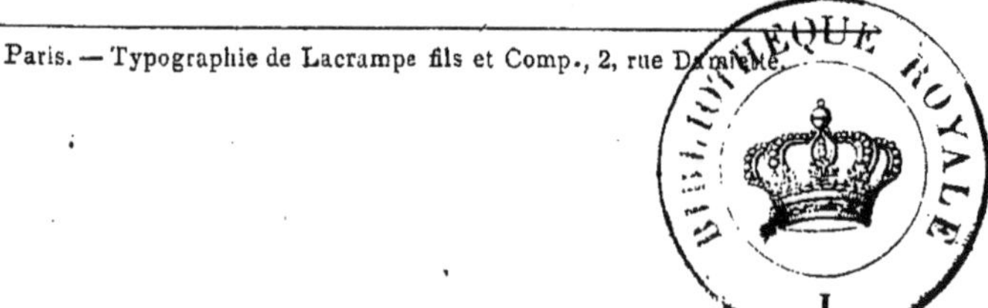